悦心小讲堂

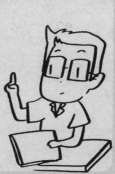

更多知识
尽在码后

U0344242

湖南社会科学普及

湖南省社会科学普及读物出版资助项目

漫话心理健康

主　审：陈晋东　刘艺平

主　编：陈琼妮　汪健健

副主编：何　莉　张展筹

　　　　盛彩华

编　委：曾丽娜　李晓娟

　　　　蔡怡文　田于胜

　　　　廖佳颖　张雅怡

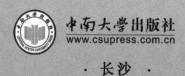

中南大学出版社
www.csupress.com.cn

·长沙·

序言

2016年8月，在全国卫生与健康大会上，习近平总书记强调，要加大心理健康问题基础性研究，做好心理健康知识和心理疾病科普工作，规范发展心理治疗、心理咨询等心理健康服务。当前，我国正处于经济社会快速发展时期，人们对心理健康服务的需求和要求越来越高，而当人们的心理调适滞后于社会发展变化的速度时，就容易发生心理健康问题，焦虑症、抑郁症等常见精神障碍及心理行为问题逐年增多。目前普通民众的精神卫生知识普遍缺乏，社会对精神障碍患者的偏见和歧视广泛存在，导致精神心理障碍患者就诊率低，精神卫生工作面临严峻挑战。因此，有必要大力开展精神卫生知识的宣传教育，引导公众正确认识精神障碍和心理行为问题。

中南大学湘雅二医院精神病学科作为湖南省精神医学中心、国家精神心理疾病临床医学研究中心挂靠单位，近年来在向广大民众科普精神卫生知识上做了大量工作。《漫话心理健康》一书，即是我科从事精神卫生工作的临床护理专家们积极探索、创新实践的成果。本书在保证内容科学性的基础上，以通俗易懂的文字和生动形象的漫画向读者介绍了精神卫生知识，并回答了当下热议的精神心理障碍相关问题，非常契合当前精神卫生知识科普工作的实际需要。

期待本书的出版能够有效地向社会公众传播和普及精神卫生知识，提升公众对维护自身心理健康的认识，提高公众的心理健康素养，从而营造理解、接纳、关爱精神心理障碍患者的社会氛围，减少社会公众对精神心理障碍患者的歧视和偏见，避免患者及其家属讳疾忌医。同时，期待本书可以为精神心理障碍患者及其家属提供实用、可操作的精神障碍防治指导，引导他们进行科学系统的治疗和康复，减少疾病复发，从而降低精神卫生服务成本和社会负担。

中南大学精神卫生研究所所长　王小平

2020 年 8 月

前言

习近平总书记在党的十九大报告中提出实施健康中国战略，为推进健康中国建设指明了方向和路径。健康中国建设的着力点主要是个体身心健康，即不仅要追求个体身体健康，也要追求心理健康、精神健康。目前我国公众的精神心理卫生知识缺乏，对焦虑症、抑郁症等常见精神障碍和心理行为问题的认知率低，社会偏见和歧视广泛存在，讳疾忌医者多，科学就诊者少。《全国精神卫生工作规划（2015—2020 年）》提出，要努力提高常见精神障碍和心理行为问题防治能力，要普遍开展精神卫生宣传和心理卫生保健，使人群心理健康知识知晓率明显提高，使公众对抑郁症等常见精神障碍的认识和主动就医意识普遍提高。

为了提高人民群众对精神卫生知识的了解，加强精神卫生知识及心理卫生保健的宣传，中南大学湘雅二医院精神科专家团队组织编撰了这本精神卫生知识普及读物《漫话心理健康》。本书创作者都是来源于精神卫生领域的专业人才，掌握心理健康保健和精神心理障碍的专业知识，创作初衷是为满足临床上患者和家属的疾病知识需求而构思一本健康宣教手册，在调研收集意见和查阅文献的基础上，我们将本书的创作方向调整为面向更广泛人群的知识性普及读物，并采用图文并茂的形式进行编撰。

本书立足科普宣教，以通俗易懂的语言，结合漫画的形式，图文并茂地介绍了心理健康的概念、标准和影响因素，列举了精神心理卫生服务的范围，厘清了精神心理疾病的常见误区，以及如何预防和早期发现精神心理健康问题，如何正确看待和理解精神疾病患者，并结合案例详细介绍了12种常见精神心理障碍的典型表现及其治疗康复和家庭照护等方面的知识。

本书既可以作为普通大众及非精神心理科医疗卫生服务人员了解精神心理疾病的参考读物，也可以作为基层精神卫生服务人员包括医生、护士、社会工作者、志愿者等人员开展健康宣教工作的范本，还可以作为精神心理障碍患者及其家属了解疾病表现、诊疗方案和家庭照护等相关知识的参考书籍。本书的出版对普及精神卫生知识，提升公众心理健康素养，促进公众心理健康，提高基层精神卫生服务人员的服务能力，推动社会和谐发展具有重要的意义。

本书的编写凝聚了众多专家的心血，但由于时间仓促，编者水平有限，不足之处在所难免，敬请各位读者批评指正。

编 者

2020 年 6 月

目录

第一章　总章 　／1

1. 心理健康的标准是什么? 　／3

2. 常说的神经病、精神病与心理变态的区别在哪里? 　／4

3. 精神病就是心理有问题吗? 精神疾病有哪些类型? 　／5

4. 如何判断一个人精神是否正常? 　／7

5. 精神疾病都是受了刺激引起的吗? 　／8

6. 精神病人就是疯子吗? 认识精神疾病的常见误区有哪些? 　／9

7. 家有精神病人怎么办? 　／12

8. 如何维护心理健康,预防精神心理疾病呢? 　／13

9. 精神卫生服务的内容或范围有哪些? 　／13

10. 什么情况下需要看精神科? 　／14

11. 精神疾病有哪些治疗方法? 　／16

12. 什么情况下需要做心理咨询或心理治疗? 　／19

13. 精神药物会成瘾吗? 　／20

14. 如何正确看待药物的不良反应？ / 20

15. 如何防止漏服药，如果漏服了该怎么办？ / 21

16. 精神病人能不能结婚生子？ / 23

17. 哪些病人需要住院治疗？ / 25

18. 精神疾病的预后和结局如何？ / 26

第二章　精神分裂症 / 27

一、疾病知识篇 / 29

1. 什么是精神分裂症？ / 29

2. 精神分裂症是不是就是人格分裂？ / 29

3. 人为什么会"精神分裂"？ / 31

4. 怎样发现精神分裂症早期的"蛛丝马迹"？ / 31

5. 精神分裂症有哪些表现？ / 32

6. 精神分裂症的常见类型及其特点有哪些？ / 36

二、治疗康复篇 / 39

1. 精神分裂症有哪些治疗方法？ / 39

2. 治疗精神分裂症的药物有哪些？ / 39

3. 病好了就不需要吃药了吗？药物要吃多久？ / 40

4. 在使用抗精神病药物的过程中应注意些什么？ / 42

5. 抗精神病药物有哪些常见不良反应？如何预防和处理？ / 42

6. 病人在服药的过程中饮食需要注意什么？ / 44

7. 精神分裂症心理康复治疗有哪些？ / 45

8. 心理康复治疗有什么作用？　　　　　　　　　　/ 46

9. 怎样顺利进行心理康复治疗？　　　　　　　　　/ 46

10. 哪些病人不可以接受心理治疗？　　　　　　　　/ 47

11. 精神分裂症可以"断根"吗？　　　　　　　　　　/ 47

三、家庭照护篇　　　　　　　　　　　　　　　　/ 49

1. 家庭如何参与病人的治疗？有哪些作用？　　　　/ 49

2. 如何照顾精神分裂病人？　　　　　　　　　　　/ 49

3. 家属如何管吃药？　　　　　　　　　　　　　　/ 51

4. 家属如何管饮食？　　　　　　　　　　　　　　/ 51

5. 家属如何管睡眠？　　　　　　　　　　　　　　/ 52

6. 家人如何早期发现和预防疾病的复发？　　　　　/ 52

7. 家中有精神病人如何送院治疗？　　　　　　　　/ 55

8. 病人出现幻觉和妄想如何管理？　　　　　　　　/ 56

9. 家属在参与治疗过程中有哪几个误区？　　　　　/ 57

第三章　抑郁症　　　　　　　　　　　　　　　　/ 61

一、疾病知识篇　　　　　　　　　　　　　　　　/ 63

1. 什么是抑郁症？　　　　　　　　　　　　　　　/ 63

2. 哪些人容易得抑郁症，病因是什么？　　　　　　/ 64

3. 心情不好就是抑郁症吗？　　　　　　　　　　　/ 64

4. 抑郁症的早期信号有哪些？　　　　　　　　　　/ 65

5. 抑郁有哪些常见的临床表现？　　　　　　　　　/ 65

6. 什么是产后抑郁症？ / 68

7. 你知道微笑型抑郁吗？ / 69

二、治疗康复篇 / 70

1. 抑郁症的治疗方法有哪些？ / 70

2. 抗抑郁药物有哪些？ / 71

3. 抗抑郁药物的不良反应有哪些？ / 71

4. 抗抑郁药需要吃多久？ / 71

5. 抑郁症病人如何自我管理？ / 72

6. 得了抑郁症，可以只做心理治疗不吃药吗？ / 73

7. 抑郁症的病程和预后怎样？ / 73

三、家庭照护篇 / 75

1. 如何照顾抑郁症病人？ / 75

2. 给予抑郁症病人心理支持的妙招有哪些？ / 78

3. 如何识别病人自杀的征兆？ / 81

4. 如何进行自杀病人的急救处理？ / 82

5. 如何监控评估抑郁情绪？ / 84

第四章 躁狂症 / 87

一、疾病知识篇 / 89

1. 什么是躁狂发作？ / 89

2. 双相情感障碍是什么病？ / 89

3. 为什么会得躁狂症? / 91

4. 躁狂发作有哪些常见的临床表现? / 91

5. 出现躁狂情绪就一定要去看精神科医生吗? / 94

二、治疗康复篇 / 95

1. 躁狂症可以治好吗? / 95

2. 躁狂症治疗原则有哪些? / 95

3. 心境稳定剂对身体有影响吗? / 96

4. 什么是血药浓度检测,对病人有何帮助? / 97

5. 病人在服药的过程中饮食需要注意什么? / 97

6. 躁狂症的病人如何自我管理? / 98

7. 得了躁狂症可以只做心理治疗不吃药吗? / 99

三、家庭照护篇 / 100

1. 家属如何正确认识躁狂症? / 100

2. 躁狂症病人如何进行家庭照护? / 100

3. 家属应如何与躁狂发作期病人沟通? / 101

4. 如何预防躁狂发作? / 102

第五章 失眠症 / 103

一、疾病知识篇 / 105

1. 睡眠是什么? ——你一生 1/3 时间的故事 / 105

2. 睡眠的意义有哪些? / 107

3. 人为什么会做梦？做梦就是没休息好吗？ / 108

4. 不同年龄段的人每天需要睡多久？ / 109

5. 评判好睡眠的标准有哪些？ / 110

6. 失眠是什么？怎样才算"失眠"？ / 110

7. 人为什么会失眠？ / 113

8. 是谁偷走了你的睡眠？失眠常见原因有哪些？ / 114

9. 失眠会有危害吗？ / 115

10. 打呼噜是病吗？ / 115

11. 除了失眠，其他常见的睡眠障碍还有哪些？ / 117

二、治疗康复篇 / 118

1. 如何评估睡眠状况？ / 118

2. 失眠症有哪些治疗方法？失眠需要住院治疗吗？ / 118

3. 治疗失眠的药物有哪些？ / 119

4. 哪些人不宜服用安眠药物？ / 119

5. 如何合理使用安眠药？ / 120

6. 在服用安眠药期间有哪些食物需要注意？ / 120

7. 减少安眠药成瘾的小妙招有哪些？ / 123

8. 能改善睡眠的物理治疗方法有哪些？ / 123

9. 找对方法，失眠不吃药也能睡得好？ / 124

10. 睡眠卫生知识包括什么内容？ / 124

11. 床与睡眠的关系，你可能搞错了？ / 126

12. 睡觉也要讲究效率，你知道吗？ / 126

13. 什么方法让你快速入睡？松弛疗法如何运用？ / 127

三、家庭照护篇 / 128

1. 良好的睡眠习惯是怎样的？ / 128

2. 怎样采取良好的卧姿有助睡眠？ / 128

3. 如何对失眠病人进行饮食治疗？ / 129

4. 运动对失眠有效吗？ / 130

5. 睡眠健身操怎么做？ / 130

6. 如何帮助病人正确认识失眠？ / 131

7. 与失眠的家人相处的小妙招有哪些？ / 132

第六章　焦虑症 / 133

一、疾病知识篇 / 135

1. 什么是焦虑症？ / 135

2. 焦虑症主要有哪些类型？ / 135

3. "杞人忧天"也是病吗？ / 138

4. 哪些人容易得焦虑症？ / 139

5. 如何判断一个人患有焦虑症？ / 140

6. 焦虑症和抑郁症有多远的距离？ / 144

7. 为什么惊恐发作病人常常被送至心内科急诊救治？ / 144

二、治疗康复篇 / 145

1. 焦虑症需要住院吗？ / 145

2. 焦虑症会一直纠缠着你吗？ / 145

3. 患焦虑症后，还可以上学、上班吗？ / 146

4. 拿什么拯救你的焦虑症？ / 146

5. 常用的抗焦虑药物有哪些？ / 147

6. 药物治疗时常出现的不良反应有哪些？　　　　　/ 148

7. 怎样预防和处理药物不良反应？　　　　　　　/ 149

三、家庭照护篇　　　　　　　　　　　　　　　　/ 151

1. 如何照顾焦虑症病人？　　　　　　　　　　　/ 151

2. 焦虑症病人如何自救？　　　　　　　　　　　/ 152

3. 如何进行放松训练？　　　　　　　　　　　　/ 153

4. 如何识别焦虑症复发征兆？　　　　　　　　　/ 155

第七章　强迫症　　　　　　　　　　　　　　　　/ 157

一、疾病知识篇　　　　　　　　　　　　　　　　/ 159

1. 什么是强迫症？　　　　　　　　　　　　　　/ 159

2. 爱干净是强迫症吗？来测测吧！　　　　　　　/ 159

3. 强迫症发病的危险因素有哪些？　　　　　　　/ 161

4. 强迫症与正常人的强迫现象有什么区别？　　　/ 162

5. 强迫症与性格有什么关系？　　　　　　　　　/ 162

6. 强迫症有哪些基本类型？表现如何？　　　　　/ 163

7. 对于强迫症高危个体，怎样进行早期预防？　　/ 166

二、治疗康复篇　　　　　　　　　　　　　　　　/ 167

1. 强迫症有哪些治疗方法？　　　　　　　　　　/ 167

2. 心理治疗和药物治疗哪种方法好？　　　　　　/ 168

3. 抗强迫症药物是否会导致胎儿畸形或影响哺乳？　/ 168

4. 强迫症一般需要多久的治疗时程？ / 169

5. 强迫症能否根治？ / 169

6. 强迫症容易复发吗？ / 170

三、家庭照护篇 / 171

1. 发作时，有什么办法可以迅速让强迫症状停止？ / 171

2. 在强迫症治疗中家属如何配合？ / 172

3. 家属平时如何与强迫病人相处？ / 172

4. 强迫症病人怎样自我调节？ / 173

第八章　进食障碍 / 175

一、疾病知识篇 / 178

1. 进食障碍是吃东西困难吗？ / 178

2. 进食障碍的发病原因都有哪些？ / 178

3. 神经性厌食症到底是什么，都有哪些表现？ / 179

4. 神经性厌食症会对身体有什么伤害吗？ / 179

5. 神经性贪食症是怎么回事，都有哪些表现呢？ / 180

6. 神经性贪食症会长胖吗？还会对身体有其他伤害吗？ / 181

二、治疗康复篇 / 182

1. 进食障碍需要系统治疗吗？治疗原则是什么？ / 182

2. 进食障碍病人必须要住院治疗吗？ / 183

3. 神经性厌食症怎么治？ / 183

4. 进食障碍的治疗目标是什么？　　　　　　　　　　 / 184

5. 进食障碍会用哪些药物治疗？又如何进行心理治疗呢？　 / 185

6. 进食障碍康复的标准是什么？　　　　　　　　　　 / 186

三、家庭照护篇　　　　　　　　　　　　　　　 / 187

1. 神经性厌食症早期怎么识别？　　　　　　　　　　 / 187

2. 神经性贪食症早期怎么识别？　　　　　　　　　　 / 188

3. 神经性暴食障碍早期怎么识别？　　　　　　　　　 / 188

4. 面对进食障碍病人，如何进行切实有效的交流？　　 / 188

5. 在神经性厌食症治疗中家属如何配合？　　　　　　 / 189

6. 神经性暴食症容易复发吗？如何自我预防？　　　　 / 189

7. 进食障碍病人康复过程中有哪些注意事项？　　　　 / 190

第九章　疑病症　　　　　　　　　　　　　　　 / 191

一、疾病知识篇　　　　　　　　　　　　　　　 / 193

1. 什么是疑病症？　　　　　　　　　　　　　　　 / 193

2. 疑病症的主要发病原因有哪些？　　　　　　　　　 / 193

3. 疑病症具体有哪些表现？　　　　　　　　　　　　 / 194

4. 疑病症病人是在"装病"吗？　　　　　　　　　　　 / 198

5. 疑病症的"催化剂"有哪些？　　　　　　　　　　　 / 198

6. 疑病症病人找不到疾病证据就可以放任不管吗？　　 / 199

二、治疗康复篇　　　　　　　　　　　　　　　 / 200

1. 疑病症目前有哪些治疗方法？　　　　　　　　　　 / 200

2. 治疗疑病症需注意哪些问题？ / 201

3. 哪些因素影响疑病症病人的预后？ / 202

4. 疑病症病人如何进行康复治疗？ / 203

三、家庭照护篇 / 204

1. 家属如何与疑病症病人相处？ / 204

2. 家属如何照顾疑病症病人？ / 204

3. 家属如何帮助疑病症病人应对疾病？ / 205

4. 疑病症病人如何自救？ / 206

5. 如何预防疾病复发？ / 209

第十章 · 孤独症 / 211

一、疾病知识篇 / 213

1. 什么是孤独症？ / 213

2. 人为什么会得孤独症？ / 214

3. 孤独症有哪些表现？ / 215

4. 如何早期识别孤独症？ / 218

5. 孤独症与智力障碍有区别吗？ / 220

二、治疗康复篇 / 222

1. 孤独症能治好吗？ / 222

2. 孤独症有哪些治疗方法？ / 223

3. 孤独症儿童为什么要进行教育干预？原则有哪些？ / 223

4. 孤独症儿童早期综合干预的方法有哪些? / 224

5. 药物治疗对孤独症患儿有什么作用? / 227

三、家庭照护篇 / 229

1. 孤独症如何预防? / 229

2. 家属如何照顾孤独症儿童? / 229

3. 如何对孤独症孩子进行语言训练? / 230

4. 家庭成员如何对孩子进行社交训练? / 231

第十一章 多动症 / 233

一、疾病知识篇 / 235

1. 什么是多动症? / 235

2. 多动症有哪些表现? / 235

3. 是什么原因导致了儿童多动症? / 239

4. 我的孩子很顽皮,是有多动症吗? / 240

5. 成人也会患多动症吗? / 241

6. 多动症对孩子的影响有哪些? / 241

二、治疗康复篇 / 242

1. 多动症孩子如何治疗? / 242

2. 多动症药物治疗作用及不良反应有哪些? / 243

3. 中枢兴奋药使儿童"亢奋",会让孩子上瘾吗? / 244

4. 什么时候应该停止用药? / 245

三、家庭照护篇 / 246

1. 孩子多动不是问题，长大一些就好了，是这样的么？ / 246
2. 父母如何帮助改善多动症孩子的行为？ / 247
4. 如何培养多动症孩子的好习惯？ / 248
5. 如何在公共场所管理好孩子？ / 249
6. 父母如何帮助孩子处理与同伴之间的问题？ / 249

第十二章　酒精依赖 / 251

一、疾病知识篇 / 253

1. 喝酒也能喝成精神疾病？ / 253
2. 酒精的危害有哪些？ / 253
3. 什么是酒精依赖？有哪些表现？ / 255
4. 什么是酒精中毒？有哪些表现？ / 256
5. 什么是酒精戒断综合征？ / 257

二、治疗康复篇 / 258

1. 急性酒精中毒有哪些治疗方法？ / 258
2. 酒精依赖病人如何科学戒酒？ / 258
3. 戒酒该选择门诊还是住院？ / 259
4. 酒精依赖病人如何进行心理治疗？ / 260
5. 酒精依赖病人饮食上需要注意什么？ / 260
6. 如何参与戒酒互助组织？ / 261

三、家庭照护篇 / 263

1. 酒精依赖病人如何戒除心瘾，防止复饮? / 263
2. 家庭在病人康复治疗中的角色和作用? / 266
3. 家属如何照顾酒精依赖病人? / 266
4. 家属该如何帮助病人防止复饮? / 267

第十三章 游戏障碍 / 269

一、疾病知识篇 / 271

1. 玩游戏也能玩出精神病? / 271
2. 什么是游戏障碍? / 272
3. 家属如何初步判断孩子有没有网络游戏障碍? / 273
4. 哪些因素和游戏障碍相关? / 274
5. 游戏障碍有哪些危害? / 275

二、治疗康复篇 / 277

1. 游戏障碍有哪些治疗方法? / 277
2. 游戏障碍需不需要住院治疗? / 278
3. "电击疗法"治网瘾，抓到老鼠的就是好猫? / 278

三、家庭照护篇 / 280

1. 如何预防孩子出现游戏成瘾? / 280
2. 孩子沉迷游戏该怎么办? / 280

3. 家属该如何帮助游戏障碍的孩子？ / 281

第十四章　精神康复治疗 / 283

一、康复训练篇 / 285

1. 什么是精神康复？ / 285
2. 为什么要进行康复训练？ / 285
3. 怎么进行康复训练？ / 286
4. 为什么要做康复评估？ / 286
5. 康复训练的内容有哪些？ / 287
6. 如何选择康复训练的内容？ / 291
7. 康复训练的形式有哪几种？ / 291

二、心理治疗篇 / 293

1. 什么是心理治疗？ / 293
2. 心理治疗有什么作用？ / 293
3. 家属参加心理治疗有什么益处？ / 293
4. 常用的心理治疗技术有哪些？ / 294
5. 常用的心理治疗方式有哪些？ / 296
6. 药物治疗与心理治疗有冲突吗？ / 298
7. 心理治疗的适应证从哪些方面考虑？ / 299
8. 心理治疗有"不良反应"吗？ / 299

三、物理治疗篇 / 301

1. 什么是物理治疗？ / 301

2. 物理治疗有什么作用？ / 301

3. 常用的物理治疗技术有哪些？ / 302

4. 物理治疗与心理治疗是什么关系？ / 302

5. 什么是无抽搐电痉挛治疗？ / 302

6. 什么是经颅磁刺激治疗？ / 304

7. 什么是经颅直流电刺激？ / 306

8. 什么是生物反馈治疗？ / 306

参考文献 / 308

第一章

总　章

1. 心理健康的标准是什么？

心理健康是现代人健康不可分割的重要方面，那么什么是人的心理健康呢？人的生理健康是有标准的，人的心理健康也是有标准的。WHO 对"健康"的定义：不仅是没有疾病和虚弱，还应保持生理的、精神的和社会适应能力的完满状态。心理健康是指成功履行精神心理功能的一种状态，这种状态能产生建设性活动、维持良好的人际关系，能调整自己以适应不良环境。一个人只有心理健康才能更有效地应对生活压力，更富有成效地进行学习或工作，并更好地对社会作出积极的贡献。因此，心理健康与每个人息息相关，它是身体健康、事业成功、家庭幸福、良好人际关系和社会关系的前提和保障。

一般来说，以下十条标准被公认为是心理健康"最经典的标准"：

（1）充分的安全感。

（2）充分了解自己，并对自己的能力作适当的评估。

（3）生活的目标切合实际。

（4）与现实的环境保持接触。

（5）能保持人格的完整与和谐。

（6）具有从经验中学习的能力。

（7）能保持良好的人际关系。

（8）适度的情绪表达与控制。

（9）在不违背社会规范的条件下，对个人的基本需求进行恰当地满足。

（10）在集体要求的前提下，较好地发挥自己的个性。

2. 常说的神经病、精神病与心理变态的区别在哪里？

目前，各类精神疾病、心理问题日益增多是人所共知的事实。精神和心理问题成了社会日益关注的公共卫生问题，新闻媒体亦给予了高度的重视。"神经病""精神病""心理变态"等词汇屡见报端，那么这些名词究竟是什么意思，有何区别呢？

"神经病"，从医学上来讲是指神经系统病变导致的疾病，是神经病学的研究范围。神经病学是研究中枢神经系统、周围神经系统和骨骼肌疾病的病因及发病机制、病理、临床表现、诊断、治疗及预防的一门临床医学学科。神经病的范围包括血管性疾病（脑出血、脑梗死、蛛网膜下隙出血、颈动脉狭窄、颅内动脉狭窄等）、中枢神经系统感染性疾病、癫痫、肿瘤、外伤、变性疾病、自身免疫性疾病、遗传性疾病、中毒性疾病、先天发育异常、营养缺陷、代谢障碍性疾病等。可以简单理解为，神经病就是人的神经系统出了问题，医院神经内科和神经外科的疾病是神经系统的器质性疾病，通过 CT、MRI、抽血化验、体格检查等手段可以明确病人的病因和诊断。因此如果患有偏头痛、癫痫、帕金森病、痴呆及脑卒中等疾病，应该去医院的神经内科或神经外科就诊治疗。

把人体比作一台电脑，如果"神经病"是身体的"硬件故障"——神经出了问题；那"精神病"就是大脑的"软件故障"——出现了严重的精神障碍，导致认知、情感、意志活动等方面表现异常，而通过抽血、CT、MRI 等检查手段通常查不出明显身体异常。"精神病"一般来说指的是一类较为严重的精神疾病，或称重性精神病，临床上表现为精神活动的完整性和统一性遭到破坏，病人会有幻觉、妄想等精神症状，心理活动明显异常，其行为对本人、社会、家属造成不良影响。病人常表现为能听到不存在的声音，看到不存在的物体，总感觉有人跟踪自己、议论自己或用异样的眼光看自己，怀疑别人要害自己，自言自语，哭笑无常，过分夸大或贬低自己的能力等一般人不能理解的言语和行为。病人往往对自己的病态缺乏认识，否认有病，不愿就医，拒绝吃药。精神病包括精神分裂症、双相情感障碍、偏执性精神障碍、急性短暂性精神病等。

"心理变态"不是一个标准的医学术语，但其基本含义过去指的是变态人格，现在称为人格障碍。人格是指一个人习以成性的行为模式。具体来说就是一个人经常性的情感倾向、意志特征和行为方式。若这些方面的心理特征影响人际关系和社会适应，不断给别人和自己造成麻烦，便称为人格障碍。人格障碍者一般智能是正常的，没有幻觉妄想，因此不属于重性精神病。但这部分人比较难相处，他们思考或处理问题的方式跟一般人不一样，用老百姓的话说就是，"性格出了问题，是生活中的怪人"。"心理变态"有时也指性变态行为，即性对象选择异常(如恋物癖，男性偷藏女性的内衣、内裤等)以及性行为方式异常(如窥阴癖、露阴癖)等。

3. 精神病就是心理有问题吗？精神疾病有哪些类型？

精神疾病不是一个独立的疾病，而是在生物、心理以及社会环境等因素影响下，引起大脑功能失调，导致认知、情感、意志和行为等精神活动出现不同程度的障碍的一组疾病的总称。人的精神活动都是由大脑支配，当大脑的"软件"出现故障，对应的精神活动也会出现问题，比如，听见常人听不到的声音，思考问题迟缓，头脑空白，看到亲人去世时哈哈大笑等情感与行为不协调。研究表明，在综合医院有25%～30%的急诊病人是由于精神障碍而就诊。

原来习惯将精神疾病简单地分为轻性精神病与重性精神病。常见的重性精神病有精神分裂症、偏执性精神障碍、急性短暂性精神病、心境障碍和器质性精神病。病人往往有社会功能障碍和现实检验能力下降，比如不与人交往、无法胜任工作，对自己的疾病或异常状态缺乏客观、理性和切合实际的认识，也缺乏相应的求治积极性。临床多以幻觉、妄想为突出表现。轻性精神疾病则是指焦虑症、强迫症、心身疾病和人格障碍等，病人社会功能无明显受损，病情相对较轻，且有求治欲望。

2018年WHO发布了国际疾病分类第十一次修订版本（ICD-11），除了第7章的《睡眠—觉醒障碍》外，第6章的《精神、行为或神经发育障碍》把精神障碍分为以下几大类（含300多种）：

（1）神经发育障碍。

（2）精神分裂症或其他原发性精神病性障碍。

（3）心境障碍。

（4）焦虑或恐惧相关性障碍。

（5）强迫性或相关障碍。

（6）应激相关障碍。

（7）分离障碍。

（8）喂食或进食障碍。

（9）排泄障碍。

（10）躯体不适或躯体体验障碍。

（11）物质使用或成瘾行为所致障碍。

（12）冲动控制障碍。

（13）破坏性行为或社交紊乱型障碍。

（14）人格障碍及相关人格特质。

（15）性欲倒错障碍。

（16）做作性障碍。

（17）神经认知障碍。

（18）与妊娠、分娩和产褥期有关的精神或行为障碍。

（19）与分类于他处的障碍或疾病相关的继发性精神或者行为综合征。

4. 如何判断一个人精神是否正常？

精神正常和不正常之间缺乏明确的界限，就像光谱一样是一条连续的谱带，而且不同的历史时期对行为正常与否的认识和评价以及标准不太一致。因此一个人是否正常，要结合所属的民族、环境和时代情况具体分析。一般有三个原则，一是主客观世界要保持统一性，即个人的思想情绪与行为不脱离现实，即行为能被所在社会文化所接受，能被常人所接受，且没有明显离奇和出格的地方。比如，在家里穿背心、内裤很常见，但如果穿背心和内裤去上班、逛街就显得与环境不协调。二是各种心理活动过程，如思维、情绪及行为之间要协调一致，碰到高兴的事情应有愉悦的表情，但如果碰到亲人逝世这种悲伤的事情却大笑不止就不太正常了。三是性格的相对稳定性，指的就是"江山易改、禀性难移"这个道理。比如，一个脾气性格温和的人在绝大多数情况下都是比较温和的，一个脾气暴躁的人会经常因为小事而发怒。如果性格突然大变，如原来开朗活泼的人突然变得孤僻内向，原来安静内敛的人突然变得兴奋话多、四处结交朋友，可能要警惕是否出现了精神心理问题。

5. 精神疾病都是受了刺激引起的吗？

对于大多数的精神疾病而言，精神刺激只是疾病发生的诱因之一，也有不少精神疾病的发生没有精神刺激因素，如某些精神分裂症病人。只有那些发病前性格比较脆弱、大脑功能稳定性较差的人在受到较强的精神刺激后，才会产生与精神刺激相关的精神障碍。

对于大多数所谓的功能性精神疾病，目前还没有找到确切的发病原因。关于精神疾病的病因探讨，生物学因素(内在因素)和心理社会因素(外在因素)在精神障碍发生、发展过程中均起着重要作用。影响精神疾病的主要生物学因素大致可以分为遗传、神经发育、感染、躯体疾病、创伤、营养不良、毒物等。心理社会因素主要包括应激性生活事件、情绪状态、人格特征、性别、父母的养育方式、社会阶层、社会经济状况、种族、文化宗教背景、人际关系等。

6. 精神病人就是疯子吗？认识精神疾病的常见误区有哪些？

（1）误区一：精神病人就是疯子。

只要一提到精神病人，很多人在脑海中马上就会与疯疯癫癫、蓬头垢面、喜怒无常、随意伤人的人画等号。实际上，精神疾病的范畴很广，包括常见的抑郁症、焦虑症、强迫症、躁狂症、精神分裂症等。这些病人可表现为感知、记忆力、注意力、智力、情感反应或意志活动等某个方面的异常，而其他很多方面基本正常，没有经过精神卫生专业训练的人一般是看不出他们有精神问题的。而越来越多的失眠、更年期、产后情绪不佳、少年期的心理问题、人际关系问题、环境适应问题、过度节食或贪食苦恼、物质滥用、网络成瘾等都是精神科工作人员治疗和帮助的范围。

（2）误区二：精神病人都有暴力倾向。

很多人只要一听说某人有精神病就会避而远之，不敢接近，担心会对自己构成危险。很多人都误认为只要是精神病人都有暴力倾向。其实不然，精神病人只是他的想法、思维、情绪及行为的某一方面或某些方面偏离大多数人的表现形式，一般来讲，他们是不会随意伤害别人的。只有某种类型的精神病人偶尔有暴力倾向，如躁狂症、妄想症等，他们也只是针对他们的精神症状的特定对象，例如，对某人有被害妄想，认为某人要加害自己，对自己不利，可能会出现暴力伤人倾向，或者遇到某些困难不会处理而诱发暴力倾向，但并不代表所有的精神病病人都有暴力倾向，不能以偏概全。

（3）误区三：精神病人都是愚钝及懒散的。

精神病人的智力与正常人不分伯仲，有的智商还很高，并不愚蠢。只是在发病期受幻觉妄想等病态的影响，出现某些不可理解、荒诞的想法或怪异的行为，如扮鬼脸、行为幼稚、呆坐呆站、不知生活起居及个人卫生等，并不是智力问题。另外，部分病人的呆滞、迟钝也可能是抗精神病药物引起的不良反应，在减药或停药后就可以好转及消失，目前新型的抗精神病药物的不良反应明显减轻了。

（4）误区四：心理治疗可以解决所有精神障碍病人的问题。

社会上很多人将精神病学"妖魔化"，而将同属一类的心理学"神化"了。很多精神障碍病人及家属认为"心病还需心药医"，把心结打开病就好了，都希望通过单纯的心理治疗来解决疾病的问题，其实这是很困难的。尤其对于有些重性精神疾病，如精神分裂症、心境障碍等，他们的发生不仅与心理因素有关，还与大脑神经发育障碍或大脑内某些神经递质失调有关，因此治疗中还应以药物治疗和后期的心理治疗相结合进行。

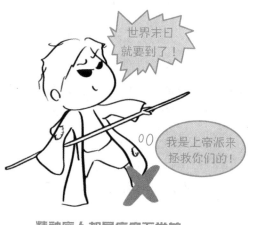

精神病人都是疯疯癫癫的

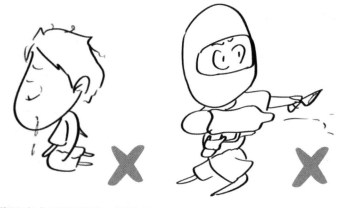

精神病人都是愚钝、呆傻的　　　　精神病人都是暴力分子

7. 家有精神病人怎么办?

很多精神疾病病人的家属因为害怕社会偏见而感觉耻辱,不愿意承认自己的亲人有精神疾病,讳疾忌医,这样会延误病人的治疗,因此作为精神疾病病人的家属应正确看待这种疾病。精神病和感冒、高血压、糖尿病等一样,需要用药物来控制其症状,只要经过正确治疗,都可以缓解症状或达到正常状态。家属的正确做法包括以下几点:

第一,及时发现,及早就医。一旦发现家人出现精神上的异常情况,要及时带病人到专科医院就诊,早日确诊,早日治疗,这是早期发现精神病的重要手段,也是系统治疗的前提。

第二,正确对待病人的疾病及症状。对于病人的病态表现(如幻听)和错误想法(如妄想),千万不要因此与病人争辩。因为这是疾病的表现,不是思想认识上的问题,也不是道德问题,不要呵斥或谩骂病人,要耐心倾听病人,接纳、理解他们因精神症状而引起的各种感受,引导病人积极用药配合治疗。

第三,积极关注病人的心理动态及言行。一方面,要注意关注病人的消极言行,如有自伤、自杀的想法和意图,家属要及时了解病人的思想状态,小心危险物品的管理,包括精神科药物、镇静药等危险物品,特别在病人发病期应当妥善保管。精神病人产生消极言行时往往逃避家属的监护而发生意外事件。所以家属要尽量避免让病人独处,特别是外出、病情开始好转时更应注意观察病人的言行变化。另一方面,也要关注病人幻觉或妄想的对象与内容,例如,当病人认为某人故意针对他,要伤害他时,家属要警惕病人对其妄想的对象发起攻击行为。

8. 如何维护心理健康，预防精神心理疾病呢？

(1)健全认知过程。正确认识自己或他人，不过分苛求，客观评价身边的事物。

(2)调试不良情绪。学习情绪管理的方法，适当表达或克服不良情绪，遇事冷静分析，减轻精神压力。

(3)培养健康个性。对人坦诚，心胸宽广，对未来充满信心，实事求是着眼于未来。

(4)融洽人际关系。接触别人时保持积极态度，理解和接受别人的思想感情，学会与各种性格特征的人友好相处。

(5)培养多种爱好。养鸟、种花、练字、跑步等，均可陶冶情操，洗涤心灵。

9. 精神卫生服务的内容或范围有哪些？

中华人民共和国成立以后，我国精神疾病的防治工作主要由卫生行政部门、民政部门和公安部门管理，相继在各省建立了精神病院及康复医院，主要工作是收容和治疗无家可归或影响社会治安的精神病病人。改革开放以来，由于社会、经济的发展，以及对精神卫生需求的增加，精神医学取得了长足的进展，精神卫生服务已基本覆盖全国各地，与国际精神病学界的交流也逐渐增多。

我国早期精神卫生服务的重点在于防治严重精神障碍，随着西方心理学理论和方法的引进，心理卫生服务逐渐加入到精神卫生服务之中。《中国卫生工作规划》提出，"我国精神卫生工作既包括防治各类精神疾病，也包括减少和预防各类不良心理及行为问题的发生"。

具体服务范围大致包括以下几点：

（1）心理卫生服务。指采用心理学理论和技术，由心理卫生专业人员提供的以促进心理健康、预防精神障碍发生为目的的相关专业活动。主要包括心理咨询、心理治疗、心理测量等。

（2）重性精神疾病管理治疗工作。主要包括精神分裂症、分裂情感性障碍、妄想性障碍、双相情感障碍、癫痫性精神病、精神发育迟滞等六种疾病。这些疾病在精神科临床以及社区康复中，都被列入重点关注的内容。我国重性精神疾病管理治疗工作主要对上述六种疾病进行治疗、康复和病人管理。

（3）常见精神障碍的防治。主要包括抑郁症、焦虑症、酒精依赖和滥用等在人群中较为常见的疾病。开展常见精神障碍防治，一方面要加强心理卫生服务，做好疾病预防，另一方面要提高疾病识别、诊断和治疗率。

10. 什么情况下需要看精神科？

多数病人不愿去精神科看病，害怕自己被别人说有"精神病"。觉得有耻辱感，有的甚至讳疾忌医或有病乱投医，以致延误治疗。其实这是一种误解，精神医学是指对精神心理疾病进行诊断、治疗、预防的一门关乎精神健康的医学。看精神科不等于患有所认为的"精神病"。除了出现痴呆傻笑、言行紊乱等严重精神症状，有一些我们经常忽视的心理或者感情问题其实也应该去看精神科。

（1）很多人都有失眠的经历，但很多人不知道失眠也应该看精神科。失眠常常是某些精神障碍的一种症状，例如，入睡困难常常与焦虑有关。长期受失眠困扰的病人最好给自己找个专业的精神科医生看一下，以免延误病情。

（2）躯体不适又查不出原因，到医院检查又无异常，这种状况也应该看一看精神科。这类病人通常对自己表现出来的不适症状十分关注，总担心自己患上了某些重大疾病，但又检查不出任何问题，检查结果和医生的解释也不能使其释怀。

（3）不良的情绪持续 2 周以上，而且存在即使通过别人开导、休假等方式排解依然无缓解的迹象；不良的情绪还引起躯体上的不适，如经常感到心慌、胸闷、乏力、食欲差，甚至影响到工作和生活等。

（4）如果一向坦荡豁达的人，突然或逐渐变得多疑，则需要警惕患精神障碍的可能。比如，总以为自己要遭人陷害或者跟踪，他人的一言一行都是针对自己，等等。

（5）孤僻懒散有时候也是一种病，需要治疗。这类人并非生来如此，而多是从某一时期逐渐开始变得不合群、喜独处、不思进取。随着时间的推移，越发孤僻、被动，整日闭门不出、待人冷漠，对周围的人、事、物漠不关心，甚至日常洗漱也懒得去做。

如果有这些症状都应尽快去看精神科医生，明确诊断，利于早期治疗，争取较好预后。

11. 精神疾病有哪些治疗方法？

发现罹患精神疾病后一定要积极就医，治疗越早、疗效越好，病程越长、疗效越差。精神疾病的治疗主要包括药物治疗、物理治疗、心理治疗和精神心理康复训练为主的综合治疗，强调在药物治疗的基础上还应辅助心理治疗、物理治疗、康复训练。

精神疾病的药物治疗是目前应用最普及、最有效、最重要的治疗方法。用于精神疾病的药物主要包括抗精神病药、抗抑郁药、心境稳定剂、抗焦虑药。随着医学科学的不断发展与完善，越来越多的精神病新药被不断开发出来。尤其近几十年来，药物疗效越来越好，毒性及不良反应越来越小，服用越来越方便，为病人的康复与回归社会创造了前所未有的可能性。

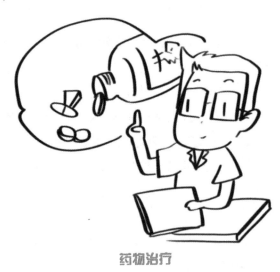

药物治疗

心理治疗主要用于治疗心理障碍和神经症，帮助各类病人应对其心理社会方面的致病因素。从治疗形式来分，心理治疗包括个别治疗、团体治疗、与家庭治疗三种。从心理学理论取向来分，它包括精神分析疗法、认知治疗、行为治疗、人本治疗、心理支持治疗、认识领悟治疗、催眠治疗及森田疗法等。

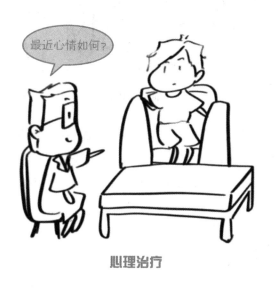

心理治疗

物理治疗也被称为"非药物治疗"，目前在精神障碍治疗中运用比较广泛的物理治疗技术包括无抽搐电痉挛治疗（MECT）、经颅磁治疗（TMS）、经颅直流电刺激（tDCS）、生物反馈治疗等。

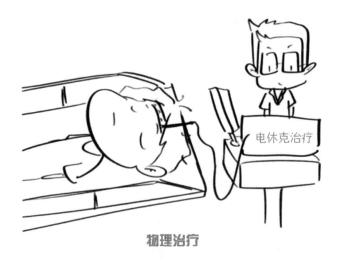

物理治疗

康复训练从内容上来说，主要包括生活技能训练、药物自我处置技能训练、症状自我监控训练、社交技能训练、家庭教育、体能训练、职业技能训练等，从形式上来说，包括院内康复、日间康复和社区康复(具体参考第十四章《精神障碍的康复治疗》)。

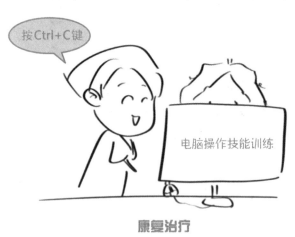

康复治疗

12. 什么情况下需要做心理咨询或心理治疗?

前面内容有提到,心理治疗并不能解决所有的精神疾病,那么什么情况下适合做心理咨询或心理治疗呢?心理咨询与心理治疗的适应证较广泛,归纳起来有如下几个方面:

(1)各种社会心理刺激引起的心理障碍,如长期人际关系紧张导致的情绪问题。

(2)突发性生活事件引起的急性心理障碍。

(3)综合医院临床各科疾病所伴发的心理问题,如各种疾病导致的身体残障、疾病晚期的临终关怀问题、对难以接受的疾病诊断问题,等等。

(4)各种心身疾病,即在疾病发生、发展过程中与心理因素密切相关的躯体疾病,如溃疡病、高血压病、肿瘤等。

(5)各种精神疾病,如神经症、人格障碍、性心理障碍、药物依赖与滥用、抑郁症、缓解期的精神分裂症和双相情感障碍等。

(6)各种儿童青少年心理发展问题,如学习障碍、行为与情绪障碍、注意缺陷等。

(7)各种心理创伤导致的心理问题,如创伤后应激障碍、多重人格或人格解体等。

(8)主要由心理社会因素引起的神经性厌食症、暴食症、睡眠障碍、性功能障碍等。

(9)家庭婚姻问题、亲子关系问题等。

(10)正常人以提高精神生活质量、修正个性、改善人际关系为目的而治疗。

13. 精神药物会成瘾吗？

"药物成瘾"在医学上也称为"药物依赖"，也就是一个人长期服用某种药物后，对药物的需求不断增加，服用后觉得"全身舒坦"，一旦停用就会非常难受，也就是说对药物形成了依赖性。吸烟、饮酒、吸毒都会成瘾，这已经为人熟知了。有些精神疾病病人和其家属，常常会担心长期服用抗精神病药物也会导致成瘾，从而造成终身服药的后果。

对于这种误解，可以从两个方面来分析，首先，精神科常用的药物有四大类：抗精神病药物、抗抑郁药物、心境稳定剂、抗焦虑药物(包括苯二氮䓬类镇静催眠药等)，其中只有部分镇静催眠药才可能产生药物依赖，而且只要是在医生的指导下正确用药是不会发生药物依赖的。个别抗抑郁药突然停用时可能会出现暂时的身体不适，这属于正常的"停药反应"，遵医嘱缓慢减量直至停用可以避免停药反应。其次，某些精神疾病病人确实需要长期服药甚至终身服药，但这种服药行为是基于病情需要，而且是由医生决定的，所以并不属于上面所说的"药物成瘾"的范畴。

14. 如何正确看待药物的不良反应？

俗话说"是药三分毒"，很多病人因为担心药物的不良反应而拒绝服药或中途停药，从而导致疾病预后不良或反复发作。其实，药物的不良反应是可以通过调节来避免或减轻的，比如，保证正常饮食及适当运动，增强机体耐受能力是避免出现药物不良反应的基本措施。

药物的治疗作用是远远大于不良反应的，因此切记不可因为担心不良反应而拒绝服药，以及为了避免不良反应或使其降至最低水平而自行停药。随着医疗技术的提高及新药的研发，药物的不良反应越来越小，发生不良反应的概率越来越低。并且有些药物的不良反应是可控的，可以通过药物的调节来拮抗不良反应，因此，当病人出现某些不良反应时，应及时与医生取得联系，及时到专业机构就诊，这样可以将不良反应的发生概率降至最低。

15. 如何防止漏服药，如果漏服了该怎么办？

精神疾病的药物治疗过程就如同高血压、糖尿病的治疗过程，需要通过长期稳定的服药来控制症状发作，那么如何防止漏服药呢？有以下几点小技巧：

（1）每日在同一时间服用药物。可将服药时间与日常生活联系起来，如准备就寝时吃药，或每餐前后等。

（2）使用药盒，将一周内的每日用药量进行分装，标识清楚日期和服药时间，并放于日常生活活动中经常能看到的固定位置。

（3）每次服药后在日历上注明服药日期和时间，这将有助于提醒下次的服药时间。

（4）在镜子或冰箱上粘贴提醒服药的便条，以及让家人或朋友提醒服药。

防止漏服药小技巧

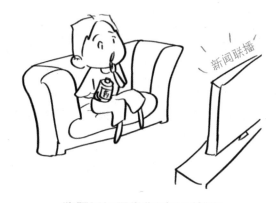

将服药与日常生活联系起来

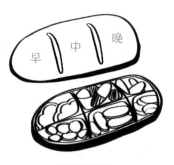

使用药盒

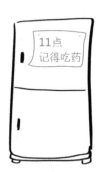

粘贴提醒服药的便条

在日历上注明服药日期和时间

那万一漏服了怎么办呢？是否有补救措施？如果发现漏服药的时间仅与平时的服药时间相隔数小时，那么可以立刻补服并顺延推迟下次服药的时间。如果已间隔大半天，就应该跳过该次用药，直至下次规定的服用时间再用药，切记不可一次服用两顿的药量。

16. 精神病人能不能结婚生子？

（1）关于结婚问题。对于精神疾病，目前暂无证据证明是属于"医学上证明不能结婚的疾病"，只要病人社会功能完整，不处于精神疾病的发病期，是可以结婚的，其婚姻在法律上也是有效的。需要注意的是，《中华人民共和国母婴保健法》第九条规定：经婚前医学检查，对患指定传染病在传染期内或者有关精神病在发病期内的，医生应当提出医学意见；准备结婚的男女双方应当暂缓结婚。结婚前最好平静而坦然地向对方告知自己的患病情况、疾病的性质和可治疗性，只要坚持服药就能最大程度保持病情稳定，病情稳定就能正常生活。让对方有充分的思想准备和考虑时间，并做出适当的选择，才是负责任的、可行的办法。当然也可以选择保护隐私，但必须有承担后果的心理准备和承担责任的勇气；在婚前有意隐瞒病史，无论精神症状是否得到有效控制，这都是极不负责任的，也是不可取的，甚至可能酿成悲剧，婚后也会给对方单方面要求离婚提供充足的理由。此外，由于对方没有做好充分的准备来面对，可能会因为对病人的不理解、不接受，而给病人带来某些困扰和刺激而诱发疾病复发，这都是得不偿失的。

（2）关于生育问题。从政策上讲，精神疾病病人婚后能否生育，完全取决于个人，国家并无明文规定此类病人不能生育。从遗传学观点来看，精神疾病病人的生育应小心谨慎，权衡利弊。双相情感障碍和精神分裂症是精神科最常见的两种疾病，遗传流行病学研究证明，遗传因素在这两种精神疾病的发病中起到重要作用。有资料显示，父母一方为精神分裂症病人，其子女患该病的可能性为9%；如父母双方均为精神分裂症病人，其子女患精神分裂症的可能性为39.2%。相关研究表明，双相情感障碍病人有阳性双相情感障碍家族史者达32.1%。因此，在做出生育的决定前，应反复咨询妇产科医生和精神科医生的意见，切不可抱侥幸心理。从优生优育的角度考虑，精神疾病病人在其精神症状未完全控制或缓解前，是不宜生育的。另外，精神疾病肯定有遗传因素的参与，但遗传因素并不能完全决定精神疾病的发生，环境因素也是很重要的一个方面。例如，即便父母亲戚都没有得过精神疾病，但如果社会环境很恶劣、教养方式很粗暴，孩子出现精神疾病的概率也会升高。而即便父母曾经罹患精神病，但如果能够真正做到爱护、尊重自己的孩子(这种爱护不等于溺爱)，也可以让孩子健康地成长。

（3）关于服药期间怀孕问题。如果病人为女性，其病情控制良好，又迫切希望要小孩，应咨询专科医生，并在专科医生的指导下逐渐缓慢停药。如果停药2~3个月后，病人的病情未见波动，可考虑怀孕。精神药物可能有致畸作用，不同的药物其致畸的风险等级不一样，如抗精神病药氯氮平的致畸风险相对较低，助眠药艾司唑仑的致畸风险较高。因为孕妇在服药后，药物会随孕妇的血液到达胎儿的血循环，可能影响胎儿的发育，尤其是怀孕的头3个月。此时孕妇服用精神药物，可能导致胎儿大脑或中枢神经系统发育异常。因此，建议孕妇在怀孕的头3个月不要服用精神药物。在孕3个月至分娩的这段时间，服用精神药物也应小心，必须咨询专科医生和妇产科医生，遵医嘱使用精神药物，并严密监察胎儿情况，一旦发现胎儿存在异常，最好及时终止妊娠。

17. 哪些病人需要住院治疗？

(1)病人自觉痛苦或有明显社会功能损害者，例如，不能正常与人交流，不能正常学习或工作，不能恰当处理自己的情绪或面临的处境，甚至不会料理自己的个人生活等。

(2)精神症状明显，病情较重的病人，如兴奋躁动、有丰富的幻觉妄想、言谈举止异常。

(3)病人的病情严重影响他人或自身安全，如伤人、毁物、自伤、自杀，或到处乱跑，不听家人劝阻和管理，拒绝治疗等情况。

(4)病人神志不清、抽搐，或合并脑炎、肝炎、心脏病等躯体疾患。

(5)出现严重药物不良反应，或药物治疗效果不佳需要系统调整药物。

18. 精神疾病的预后和结局如何?

精神疾病经过系统的阶段性治疗后,医生一般通过以下标准来判定治疗效果:

痊愈:指精神症状全部消失,自知力完全恢复,恢复发病前的学习、工作能力,适应社会良好。

显著好转:指主要精神症状消失,自知力部分存在,基本恢复发病前的学习、工作能力,基本能适应社会。

好转:指部分精神症状消失,自知力未恢复,不能有效的工作、学习,社会适应能力差。

无效/恶化:指病情无改变或加重。

根据不同类型的精神疾病,疾病预后和结局会有不同。重性精神病如精神分裂症,有治疗周期较长、复发率较高、致残率较高的特点,但它们依然可预防、可康复。对首发精神疾病,若能得到及时有效的治疗和康复训练,可以提高治愈率,让病人逐步恢复家庭功能、社会功能,从而回归家庭回归社会,大大减轻家庭负担和社会负担。在强烈精神刺激下发生的反应性精神障碍,在刺激完全解除后,经过治疗也可以痊愈,如果没有新的重大刺激发生,完全有可能不再复发。

不同的疾病预后结局可大不一样,同一种疾病的不同病人预后也会不一样。一般来说,预后良好的因素有起病比较急,发病前有明显的心理社会诱发事件,病程较短,起病年龄较大,发病前性格基础良好,发病前社会关系良好,发病前工作能力好,无遗传家族史,有较多的家庭和社会支持,治疗及时合理、科学系统等。

第二章

精神分裂症

🔊 **导入案例与思考**

"总有刁民想害朕"

小强今年 29 岁，是一位公司职员，原来性格内向，待人亲切和善，不善言辞。近 1 年同事们发现他变得沉默少语，孤僻古怪，不与人交流，一向注重外表的他变得不修边幅，生活懒散，工作缺乏热情，工作能力下降。小强自己常常有不明原因的担心害怕，晚上睡不着，头痛，做事容易疲劳，注意力不集中。

2 个月前小强开始出现不安全感，觉得周围的人都过分关注着自己，总是用异样的眼光看自己。觉得同事们都对自己指指点点，议论自己做了不好的事情。甚至看电视时也觉得节目内容演的就是自己的事情。走到哪里都觉得有人跟踪自己，要谋害自己。1 个月前开始出现凭空听到有声音骂自己，还让自己去自杀，小强非常害怕，偷偷跑到外省，希望能将跟踪他的人和声音甩掉，但是发现根本不行，无论跑到哪里都能听到这个声音。他曾想过要听从声音的指示跳楼，但因为心理恐惧，终止了跳楼行为。

请思考：

(1)小强得了什么病？出现了哪些异常的言行？

(2)假如您是小强的家人，如何帮助小强及早就医？

一、疾病知识篇

1. 什么是精神分裂症？

精神分裂症是一种常见的病因未完全阐明的重性精神疾病，常有知觉、思维、情感和行为等方面的障碍，如幻听、被害幻想等精神异常，但一般无意识及智能障碍。精神分裂症并不罕见，估计全世界约有 1% 的人群罹患此病。此病有家族遗传倾向，血缘越近，患病率越高。发病年龄通常是青少年及成年初期，男女患病比例大致相同，病程迁延，进展缓慢，部分发病者转入慢性状态，部分病人可保持痊愈或基本痊愈状态。

2. 精神分裂症是不是就是人格分裂？

精神分裂症的"分裂"指的是大脑高级功能的分裂，而不是指大脑结构发生了分裂。这里的"分裂"二字有两层含义：一是精神活动与现实环境的不协调。正常人的行为会自觉遵守法律制度及约定俗成的社会规范与风俗习惯，如在家里穿睡衣是正常的，但是将睡衣穿上人群拥挤的大街上就不正常。精神分裂症病人经常会做出一些和社会基本规范不协调的行为，如夏天穿棉袄、冬天穿单衣、在他人婚礼上嚎啕大哭等。二是指思维、情感及行为等大脑功能之间的分裂。正常人的思维对一件事做出分析和判断，对己有利则高兴，对己不利会悲伤或愤怒，然后再调整自己的行为。而精神分裂症病人的思维、感知、情感、行为之间互相不协调，出现所谓分裂现象，如某病人怀疑别人在背后议论自己或说自己坏话(不符实际情况，脱离现实)，而病人对此并无明显愤怒情绪，也不采取相应的行动。

目前在很多影视作品中出现而被大众熟知的"人格分裂"，其实医学上称为"分离性身份识别障碍"，也称为多重人格，包括分离性遗忘、分离性漫游、人格解体、分离性身份障碍等病症。人格分裂病人通常都是小的时候遭受过巨大打击或虐待，超出他们的心理承受能力，他们就会分裂出一个人来帮助自己承担这样的痛苦。主要表现为一个人身上同时存在两个及两个以上的人格，每个子人格都有自己独特的记忆、行为、思想以及情感。这些子人格交替出现，反复控制病人的行为。

精神分裂与人格分裂是两种不同的疾病，简单来说，人格分裂就好比"一副肉体里住了好几个灵魂"，分期主宰身体，一会儿是这样一个人，一会儿又是那样一个人。虽然这几个人单独来看可能都比较正常，但彼此之间相互独立，也可以说在人生这幕大戏里，一人分饰多个角色。精神分裂就好比"清醒的肉体载着一个做梦的灵魂"。病人很多言行思维和正常人不太一样，他能听到、看到、感受到并相信一些真实的环境里不存在的事物，往往有幻觉、妄想等精神病性症状，丧失了现实检验的能力。在别人看来就是脱离现实、敏感多疑、举止怪异、胡言乱语等。

3. 人为什么会"精神分裂"？

精神分裂症是由一组症状相同的病所组成的临床综合征，它是多因素导致的疾病。尽管目前对其病因的认识尚不很明确，但个体心理的易感素质和心理社会环境的不良因素与疾病的发生发展密切相关。遗传因素在精神分裂症的发病中起重要作用，调查发现本病病人近亲中的患病率要比一般人群高数倍，且血缘关系越近，发病率越高。精神分裂症病人中50%～60%的病人具有孤僻、内向怕羞、敏感多疑、思考问题缺乏逻辑性、想入非非等发病前个性特征。另外母亲在孕期受到病毒感染，在胚胎期大脑发育过程出现障碍以及大脑神经生化方面出现了异常都可能与疾病的发生发展有关。

尽管越来越多的证据表明生物学因素(特别是遗传因素)在精神分裂症的发病中占有重要作用，但心理社会因素使一个具有易感素质的人容易发病，对精神分裂症的发生可能起到了诱发作用。

4. 怎样发现精神分裂症早期的"蛛丝马迹"？

很多精神分裂症病人是缓慢发病的，早期不易被周围人发现，常常造成有效治疗的延误而导致中长期不良后果，所以早期发现和及时有效的治疗对病人来说至关重要。①性格改变：如活泼、开朗、热情好客的人变得沉默少语、孤僻独处；由注意整洁变得不修边幅、不讲卫生、不洗澡、不理发、不更换衣服，等等。②情感变化：如一个人逐渐变得冷淡，与家人和朋友疏远，较少有情感的交流互动等。③敏感多疑：无端地怀疑他人对自己有恶意，如认为周围人互相谈笑是在议论他，讥笑他，咳嗽吐痰都是针对他等。④脱离实际，沉湎于幻想之中：如"白日梦"。⑤行为怪异：如回避社交，独自发呆，或无目的漫游，或对空自言自语、侧耳倾听等。⑥莫名其妙的身体不舒服：过度强调自己头痛、失眠、易疲劳等，以此为理由长期回避社交和工作，并且安于现状。

5. 精神分裂症有哪些表现？

精神分裂症病人精神症状可表现为思维障碍、感知觉障碍、情感障碍、意志与行为障碍，值得注意的是，不同的病人在疾病的不同阶段，临床表现可有很大差别。常见的表现有如下几点：

（1）幻觉。精神分裂症最突出的感知觉障碍是幻觉。主要是错误不真实但相当逼真的官感，以言语性幻听最为常见（如四周无人但病人听到有人跟他说话，或者有人辱骂、评论他），病人行为常受幻听支配，如与声音长时间对话，或因声音而发怒、大笑、恐惧，或喃喃自语，或侧耳倾听，或沉湎于幻听中自语自笑。其他还有幻视（如看到旁人看不到的人影或物体）。

（2）妄想。思维内容障碍主要为妄想，是指错误、不寻常、没有根据、不能以逻辑常理纠正和动摇的信念，想法往往荒谬离奇、易于泛化。如认为自己或家人被人追踪或迫害（被害妄想），觉得思想行为都被他人所控制（被控制感），觉得与自己无关的普通现象与自己有特别的联系（关系妄想）。在疾病的初期，病人对自己的某些明显不合常理的想法可能持将信将疑的态度，但随着疾病的进展，病人逐渐与病态的信念融为一体。病人丧失了支配感，感到自己的躯体运动、思维活动、情感活动、冲动都是受人或受外界控制的。

（3）思维紊乱。主要指病人失去清晰的思考能力，思维联想过程缺乏连贯性和逻辑性，表现为文字写作不知所云，说话毫无意义地绕圈子，经常游移于主题之外，问东答西，回答问题句句说不到点子上；病情严重者，言语支离破碎，根本无法交谈。

（4）意志力受损。病人的活动减少，缺乏主动性，行为变得孤僻、被动、懒散、退缩。病人在坚持工作、完成学业、料理家务方面有很大困难，往往对自己的前途毫不关心、没有任何打算，或者虽有计划，却从不施行。病人可以连坐几个小时而没有任何自发活动，或表现为忽视自己的仪表，不修边幅，不料理个人卫生。

（5）行为改变。有的病人吃一些不能吃的东西，如喝尿、吃粪便、昆虫、草木，或伤害自己的身体(意向倒错)。有时病人可出现愚蠢、幼稚的作态行为，或突然的、无目的性的冲动暴力行为，甚至感到行为不受自己意愿支配。有的病人表现为紧张综合征。以全身肌张力增高而得名，木僵时以缄默、随意运动减少或缺失以及精神运动无反应为特征。木僵病人有时可以突然出现冲动行为，即紧张性兴奋。

（6）失去适当表达、抒发及体验情感的能力。主要表现为情感迟钝或平淡，谈话讲话语调很单调、缺乏抑扬顿挫，同人

精神分裂症的典型症状——幻听

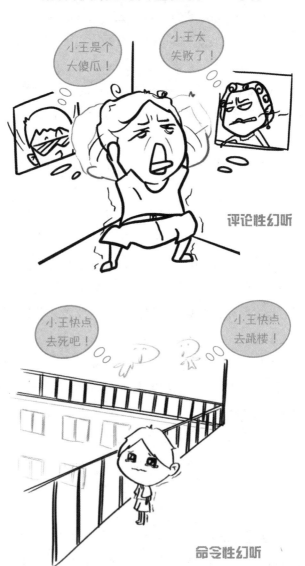

精神分裂症的典型症状——妄想

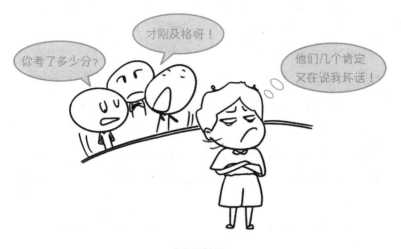

关系妄想

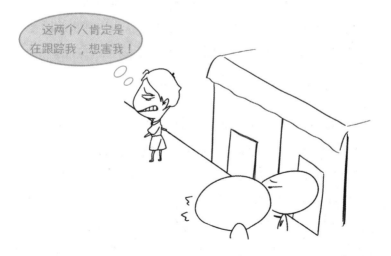

被害妄想

交谈时很少与对方有眼神接触，多茫然凝视前方。病人丧失了幽默感及对幽默的反应，别人的诙谐很难引起病人会心的微笑。情感淡漠表现为缺乏对亲人的体贴，对同事的关心、同情等。病人对周围事物的情感反应变得迟钝，对生活、学习或工作的兴趣减少。随着疾病进一步发展，病人的情感日益淡漠，对一切无动于衷，丧失了与周围环境的情感联系。在情感淡漠的同时，有些病人可出现情感反应与环境的不协调，与思维内容及行为的不一致，如病人可能不能控制自己的情感，情绪变化急剧或起伏不定，为琐事而暴跳如雷，或含笑诉说自己的不幸遭遇等。

（7）自知力缺乏。精神分裂症病人在急性发作期往往对本身患病的状态无认识能力，他们不能辨识自己是否有病和精神状态是否正常。他们常常不承认自己有病，认为自己没有必要接受治疗，有的病人受精神症状的影响，认为送其来就医是对他的迫害，故大部分病人不愿意主动就医或接受住院治疗。

6. 精神分裂症的常见类型及其特点有哪些？

精神分裂症可以分为四种常见类型：①单纯型，表现往往可以归纳为"懒"。单纯型常于青少年期缓慢起病，一般无明显诱因，以孤僻、懒散、冷淡、思维贫乏、意志缺乏为主要特征。病情进展缓慢，易迁延为慢性病变。②青春型，表现往往可以归纳为"乱"。青春型一般在 16~23 岁青春期起病，症状多为急性骤起，如失眠、兴奋、行为紊乱幼稚，伤人毁物等。无外界诱因而独自喜怒哀乐，而且变化无常，多呈反复发作，发作

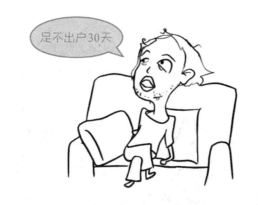

单纯型：孤僻懒散

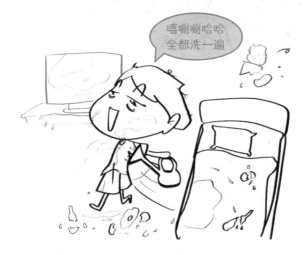

青春型：言行紊乱

多次后易趋向精神衰退。③紧张型，表现往往可以归纳为"僵"。紧张型发于青壮年，呈急性或亚急性起病，以表情淡漠、行为抑制为其主要特征。此类型一般预后良好，经治疗后可完全恢复。④妄想型（偏执型），表现往往可以归纳为"疑"。

妄想型一般青壮年起病，起病形式缓慢，早期为敏感多疑或间伴有听幻觉，以后逐渐发展为妄想观念。此型预后较好，经治疗大多可痊愈。⑤还有一些病人不能明确分型。

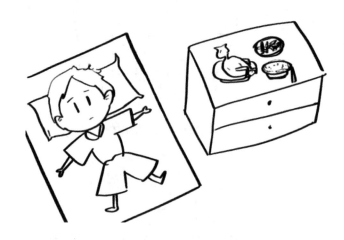

紧张型：木僵少语

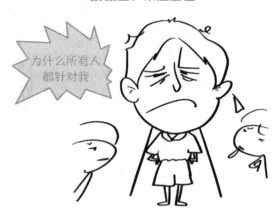

偏执型：妄想多疑

二、治疗康复篇

1. 精神分裂症有哪些治疗方法?

发现罹患精神分裂症后一定要积极就医,积极治疗,治疗越早、疗效越好,病程越长、疗效越差。目前的治疗方法有药物治疗、物理治疗和心理康复治疗。精神分裂症治疗主要靠药物治疗,且需要长期维持用药,在药物治疗的基础上还可以辅助心理康复治疗、物理治疗。物理治疗包括改良电抽搐治疗和经颅磁刺激治疗等。

2. 治疗精神分裂症的药物有哪些?

目前的抗精神病药物主要分为两大类,第一代抗精神病药物和第二代抗精神病药物。

第一代是典型抗精神病药物,主要代表有氯丙嗪、奋乃静、舒必利等,对幻觉、妄想、思维障碍、行为紊乱、兴奋、激越、紧张症候群等症状治疗有效,常见不良反应为过度镇静、直立性低血压、心动过速、抗胆碱能样反应、锥体外系反应等。

第二代是新型抗精神病药物,也被称作"非典型抗精神病药物",包括氯氮平、利培酮、奥氮平、氨磺必利、阿立哌唑等。第二代抗精神病药物除对精神病人的阳性症状与第一代药物等效外，并对阴性症状、冲动兴奋、情感症状和认知功能损害等多维症状也有疗效。相比第一代药物，第二代药物引起锥体外系反应、迟发性运动障碍，催乳素水平升高所致的溢乳、闭经、性功能障碍等的发生率较低，一般不引起继发性阴性症状，所以目前在临床上应用更加普遍。

在第二代抗精神病药物中，除了较常见的口服类药物，还有一种注射类的长效针剂。长效针剂是将足够剂量的药物溶解于某种载体中，通过注射途径进入体内形成小型药物"储存仓库"，通过缓慢地释放药物，达到和口服药一样的治疗效果。因为体内有"药物仓库"，所以长效针剂仅需每隔 1 个月或者更长周期注射 1 次，大大减少了用药频率，免去了每天吃药的苦恼，有利于提高病人的服药依从性。

3. 病好了就不需要吃药了吗？药物要吃多久？

有些病人或家属往往认为精神分裂症症状一旦消失，就不需要继续吃药了，这种看法是错误的。在临床上，病人的症状消失、自知力恢复，只是代表获得了"临床治愈"，但短时间内还不能完全正常回归社会。精神药物的治疗需要规范的疗程，必须达到有效剂量并达到足够的用药时间，包括急性治疗期、巩固治疗期和维持治疗期。

急性治疗期一般为 6~8 周，应选择合适的药物，缓解精神症状，争取最佳预后，将药物不良反应降到最低程度，同时防止自杀及危害社会行为的发生。抗精神病药物往往需要几周的时间才会产生充分的疗效，故不要在药物尚未产生疗效的时间内就认为治疗无效而轻易更换药物。急性症状控制后，应保持有效治疗量3~6个月，作为巩固治疗期。由于精神分裂症属于复发率高的疾病，因此需要较长时间的维持治疗，复发的次数越多，维持治疗的时间就越长。不同的病人维持治疗的时间长短不一，一般来说对于首次发病的病人，药物维持治疗至少需要1年，多次发病者药物维持治疗至少5年。如果病程更长、疗效不佳者可能就要终身服药了。

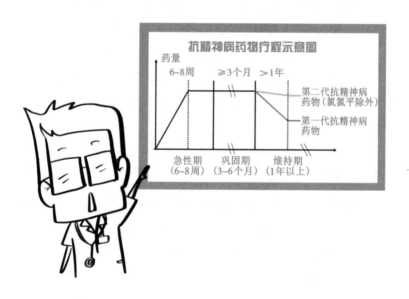

病人和家属往往对于"长期服药"或"终身服药"在心理上很难接受，觉得这就等于永远没有出头之日了。大家对高血压病、糖尿病和哮喘等躯体疾病都已经很熟悉了，这些常见病，实际上也需要长期服药乃至终身服药。因此，正确认识疾病及其相关的治疗手段，并及时调整心态还是很重要的。总之，治疗精神分裂症的药物其疗程一般都是比较长的，而且不排除终身服药的可能性。保证疗程不仅有利于症状改善，还有助于减少复发，从而增加疾病康复的概率。

4. 在使用抗精神病药物的过程中应注意些什么？

（1）开始使用抗精神病药物治疗或增加剂量后，头晕和眩晕是可能遇到的最常见不良反应。此外，嗜睡在此期间也很常见。如果出现以上任何症状，那么在从坐位或卧位改为站立位时要格外小心，起床时请先将双脚落地，随后慢慢抬起头。

（2）尤其是在进行某些特别需要集中注意力的活动如开车或操作机器时，则更要格外小心，用药期间应当避免高空作业。

（3）在服用抗精神病药物期间应该戒酒，因为两者的相互作用可能会增强酒精对人体的影响。

（4）仅有极少数的病例显示，抗精神病药物可能会干扰机体调节体温的功能。因此，为使抗精神病药物的临床受益和安全性最优化，用药期间应尽可能避免过热或脱水（如剧烈运动或在高温下暴晒过久）。

5. 抗精神病药物有哪些常见不良反应？如何预防和处理？

近年来随着新型抗精神病药物的研发与应用，药物的不良反应越来越小，发生概率也越来越低。一般来说，出现眩晕、嗜睡和头晕等是服药后最常见的不良反应，多数可随着时间推移而逐渐消失。其他可能发生的不良反应还包括头痛、便秘、口干、胃部不适或腹痛、体重增加、肝功能和甲状腺功能异常等。

抗精神病药物的不良反应之一就是可能会导致"直立性低血压"，也就是在迅速变换体位的时候出现血压降低，是脑部供血不足的表现。例如，病人从床上突然坐起来，或者从椅子上突然站起，就会一下子出现头晕、眼前发黑，有些人还会跌倒，这就是"直立性低血压"的表现。因此，服药期间，晚上起床上厕所时尤其应该小心，改变体位时应缓慢，以免跌倒。对于老年病人，家属更加应该悉心照看。

还有一种常见的不良反应是锥体外系反应（EPS），包括急性肌张力障碍、静坐不能、类帕金森病样症状和迟发性运动障碍。其中急性肌张力障碍指病人肌肉出现不自主收缩，个别肌群突发的持续痉挛和异常姿势，常表现为四肢肢体扭曲痉挛，呈现奇异姿势和步态，头向一侧扭转，颈部前倾或后仰，眼球向上凝视等，出现这些症状时病人或其家属往往较为紧张恐惧，其实这种不良反应常在首次用药后出现，可以遵医嘱应用苯海索或东莨菪碱等药物对抗，可快速而显著地缓解症状。

另外，为避免或减少不良反应，当出现某些不安的症状时，即使认为可能与抗精神病药物无关或超出以上列出的不良反应范围时，也需及时与医生或药师联系。如病人出现某些急症状况和严重的不良反应（粒细胞缺乏、过敏反应、急性肝衰竭及高热痉挛等恶性综合征）时，则应立即就医，在医生指导下调整用药。

常见的药物不良反应

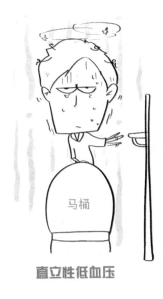

直立性低血压

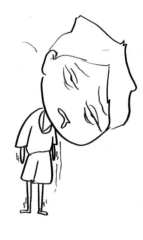

肌张力障碍

6. 病人在服药的过程中饮食需要注意什么?

对于精神分裂症病人来说,无论是否正在服用抗精神病药物,在饮食方面都要特别注意:①最好不要饮用酒类、咖啡、浓茶等具有兴奋作用的饮料,以免影响精神状态或药物的吸收。②有些病人贪食、不知饥饱,遇到这种情况家属应该定量分配食物。③药物引起食欲增加的病人,应避免暴食、贪食,适当节制食量,配合运动控制体重。④此外,因药物导致吞咽困难的病人,应进食软食、半流质食物,细嚼慢咽,避免大口吞食骨头、鱼刺和大块的肉。因为吞咽障碍可能导致病人将食物呛入气管，轻则诱发肺炎，重则导致窒息，一旦发生这种情况，应该及时就诊。

7. 精神分裂症心理康复治疗有哪些?

近年来，心理康复治疗领域的发展日新月异，具体包括如下几种：①心理健康教育，是为病人讲解传授疾病康复方面的相关知识，为病人或家属提供信息支持，帮助病人更有效地认识和应对疾病，维护和促进病人及家属的心理健康。②支持性心理治疗，是临床应用较广的心理治疗方法，主要是倾听病人的述说，适当给予疏导、支持和安慰。这种心理治疗方法的治疗技术相对简单。③认知行为治疗，这种方法是通过改变病人歪曲的思维、信念和行为的方法来改变病人的不良认知，达到消除不良情绪和病态行为、重建健康行为的目的。④心理咨询，是咨询者通过解释、辅导和启发等形式，帮助接受咨询的病人提高认识水平和行为能力的过程。⑤技能训练，训练范围包括疾病自我管理技能、药物自我管理技能、人际交往方面的技能、学习工作技能、生活自理技能等。⑥团体心理治疗，是把病情有一定共同性的病人聚集成组，制订治疗计划，定期指导和启发小组成员开展讨论，在互助互动中提高认识和改善心理健康的治疗方法。⑦家庭治疗，是通过改善家庭成员之间的不良人际关系，促进成员之间的良好互动，消除包括病人在内的家庭成员的心理障碍。

以上各种心理康复治疗方法，听上去很复杂，其实作为病人和家属也不必全面了解，只需要在医生给予相应治疗的时候，心中有数就可以了。但是，对于某些比较简单的心理康复治疗，病人和家属应该发挥主动性，积极地参与进来。

8. 心理康复治疗有什么作用？

即使是在急性精神病状态下，病人仍有可能理解和接受一些有实用性的信息，为处于疾病发作期或恢复早期的病人进行心理健康教育提供可能。心理康复治疗可提高病人服药依从性，并在适当的干预措施下，能减少应激，预防自杀等。心理康复治疗能够促进病人自知力的恢复、矫正病人的人格缺陷、增强病人的自信心和心理承受能力，从而达到促进恢复、巩固治疗、防止复发的效果。

但是，心理康复治疗的目的并不在于改变病人目前的精神症状，并且也无法改善病人的阳性症状，而在于帮助病人认识自己的疾病和心理缺陷，并付诸行动加以矫正。有的家属由于担心长期药物治疗的不良反应而对心理康复治疗寄予很大的希望，以为仅靠心理康复治疗就能达到康复目标，这种想法不太现实。

9. 怎样顺利进行心理康复治疗？

心理康复治疗能否顺利实施的基础在于病人必须具有强烈的求治愿望，积极配合治疗，医患之间必须建立良好的关系。如果病人不配合，再高明的医生也没法强迫其进行心理康复治疗。

即使病人已经能够接受心理康复治疗，为了取得更好的效果，也必须先了解病人有哪些心理需求，从而针对病人的不同需求，有侧重地开展心理治疗。

通过临床观察发现，精神分裂症病人的心理需求其实与正常人没有多大差别。病人需要被尊重、理解和沟通，需要获得安全感、关心、同情和支持。虽然在心理治疗过程中，应该尽可能满足上述各项需求，但需要指出的是，某些方面的需求可能更为迫切，这时，就需要在相应的方面予以加强。

10. 哪些病人不可以接受心理治疗？

第一，在精神分裂症的某些发病阶段，病人尚未认识到自己有病、尚未完全接受治疗、尚未与医生建立信任关系，此时就难以开展心理治疗。

第二，精神分裂症的某些症状，如幻觉和妄想是不太可能通过心理治疗而被"说服"的，对此最根本的治疗办法还是药物治疗，而不是心理治疗。

此外，处于精神分裂症急性期的病人精神症状比较突出，此时是不主张心理治疗的。但在药物治疗的基础上，如果病人的幻觉、妄想症状已经得到基本控制，症状缓解之后，那么合适的心理治疗的作用就非常明显。

11. 精神分裂症可以"断根"吗？

尽管目前精神分裂症的发病机制尚不清楚，但在住院的精神分裂症病人中，有60%以上的病人能够获得临床治愈，并且对于首次发病的病人来说，治疗的效果会更好，有75%的病人可以达到临床治愈。但是，这里所说的"临床治愈"是指精神分裂症的症状消失、自知力恢复，并不是病人和家属心目中的"根治"或"断根"。其实，精神分裂症的治疗和许多其他慢性躯体疾病也有类似之处，比如说高血压病，如果血压较高并且出现了脏器功能损害，就需要住院治疗，在血压得到控制出院后，也要按医嘱吃药，并且仍然需要定期去门诊随访，根据血压控制情况调整降压药的剂量及种类。精神分裂症的治疗也是一样，在获得临床治愈后，也需要病人继续服药，并定期去精神科门诊随访，这不仅是为了巩固疗效，而且是为了减少复发。

有研究表明，精神分裂症病人出院1年内的复发率高达33.5%，再住院率是18.9%，其中最主要的复发原因是中断药物治疗和自行减药，中断药物治疗者的复发风险是持续药物治疗者的5倍，所以坚持服药是维持病情稳定的主要措施。在早期科学有效治疗、坚持服药、定期随访、结合其他康复训练的基础上，许多精神分裂症的病人是能够被治愈的，在临床上，也确实有许多病人最终健康地回归社会。

三、家庭照护篇

1. 家庭如何参与病人的治疗？有哪些作用？

俗话说，"三分治，七分养"，对于任何疾病来说，家庭支持和照护都很重要，尤其是具有较高的复发率和致残率的精神分裂症，长期住院并不利于精神疾病的康复，所以家庭支持治疗更为关键。家庭参与病人治疗包括督促病人服药、复诊，关注病人对药物治疗的反应，监控病人的病情变化，一旦出现药物不良反应或者复发的早期症状，就能及时进行干预。家庭参与可以减少精神分裂症的复发风险和住院次数，减轻残留的精神症状，提高病人的生活质量，增加病人最终获得康复的概率，从而减轻疾病对家庭造成的经济负担。

2. 如何照顾精神分裂症病人？

家属应听从医生的指导，妥善看管和照顾病人，家属在参与治疗中，要做四件事，分别是"看""听""说"和"管"。

（1）家属要"看"什么？

家属应该观察病人有无发病的早期症状，包括性格变化，出现失眠、注意力下降等神经症症状，学习、工作和社交能力无故明显下降等，一旦出现复发征兆，就应立即就诊。家属还应观察病人服药后的反应，注意有无不良反应发生，如便秘、肌肉紧张、无故跌倒，并及时陪同病人复查血常规、肝功能、心电图等。更为重要的是，要关注病人有无自杀先兆。病人出院后，可能因为受到歧视、经济困难、家庭不幸、药源性抑郁、受精神症状支配等多种原因导致自杀或自伤，而一般情况下，病人自杀之前往往会将自杀的念头告诉家人，遇到这种情况，家属宁可过分小心，也不要疏忽大意，应该及时向医生咨询，必要时让病人住院治疗。

（2）家属要"听"什么？

家属在参与治疗中，注意倾听不仅能够使得病人的心理压力得到舒缓释放，而且还可以获得有关病情反应及药物不良反应等方面的信息。在倾听过程中，应不时地表现出对病人想法的理解，即使有时候病人的想法受病情影响而出现歪曲，也不要随意地批评病人或者粗暴地责备病人，这样只会让家庭关系紧张，不利于病人康复。

（3）家属要"说"什么？

"说"在这里包括两个方面：交流和开导。与病人的交流应该是伙伴式的，不能让病人感觉是在和权威对话，从而增加自卑感。在交流过程中，如果发现病人对于疾病过于忧虑或者纠缠于自己的症状，不要非得跟病人辩个是非曲直，应该适当转移话题，从而转移病人对疾病的注意力。另外，随着症状的缓解、病人自知力的恢复，病人可能会因患病而感到自卑，进而产生悲观死亡情绪，在此阶段，家庭温暖、鼓励和支持，可使病人精神有所依托，亲友要爱护病人，以稳定其情绪，增强病人树立生活的信心和战胜疾病的勇气。此外，精神分裂症病人发病前常有孤僻、少语、多疑和固执等不良性格特性，所以出院后，家属要多开导，对不良行为要有意识地进行矫正，同时避免不必要的刺激。

（4）家属要"管"什么？

有些家属管的范围太广，病人症状明明已经有了好转，却总是把他当作发作期的病人管头管脚；而有些家属又过于放任自流，什么都不管。家属在参与治疗中重点就管三件事，即吃药、饮食和睡眠。

3. 家属如何管吃药？

精神分裂症复发率很高，规范治疗很重要，因此，家属要督促病人服药并保证病人服药到胃。有些病人由于病情影响或者认为自己的疾病已经痊愈，私自减药或不服药；还有些病人会假装服药，其实却把药片含在舌下，之后趁人不注意时将其吐出，这些行为非常容易引起疾病的复发，所以家属应该认真和仔细地监督。家属不但要督促病人坚持服药，更要通过刚才说过的交流和开导，教育病人养成自觉服药的好习惯，这样做一方面有利于达到坚持用药的目的，另一方面也可以适当减轻护理负担。

4. 家属如何管饮食？

在饮食方面，应该督促病人定时进餐，保证足够的营养和热量，既要防止进食不足，又要防止吃得太多。有些抗精神病药物会引起病人食欲增强，也就是形成所谓的"贪食"。此时，家属不应出于心疼而放任不管，应适当地控制病人的饮食结构和量，保持营养均衡摄入。

5. 家属如何管睡眠？

在睡眠方面，家属应为病人创造良好的睡眠环境，保持安静，避免强光及噪声。同时合理安排病人的休息时间，鼓励病人白天尽量参加一些力所能及的劳动，午休时间不要太长，睡前避免饮用浓茶、咖啡及进食刺激性食物，最好不要在睡前看恐怖小说和影视作品。此外，发病后大部分病人的生活能力都会有所下降或缺损，家庭成员应该协助病人整饰仪容，如沐浴、洗衣、理发、美容等，从而有助于病人自尊和自我价值感的提升。

6. 家人如何早期发现和预防疾病的复发？

常见的复发预兆：①睡眠障碍，如入睡困难、易醒、多梦。②情绪变化，如病人情绪不稳定、烦躁不安、易发脾气、无故担心等。③发呆，语言增多或减少、反应迟钝、活动减少、不爱理事、生活懒散。④头痛、头昏、疲乏无力、食欲减退、消瘦等。⑤原有的精神症状重新出现，敏感多疑或重提过去患病中说过的事情。⑥病人原来主动服药治疗，突然不承认自己有病拒绝服药治疗。⑦病人变得孤僻，不愿与家人或朋友来往，常独处一室。

在预防复发方面家属要做的有如下几点：①家属要定期带

常见的复发征兆

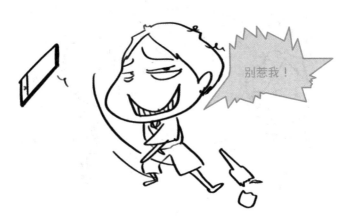

睡眠障碍

别惹我！

情绪波动大

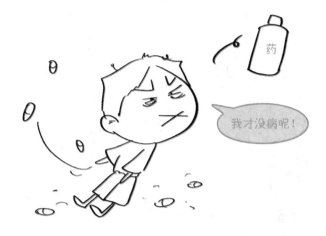

拒绝服药

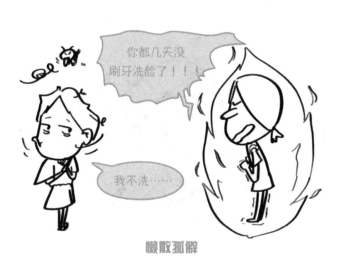

懒散孤僻

病人来专科医院门诊复查。一般情况下，应一个月复查一次，如果有特殊情况，可随时就诊。及时记录病人病情变化时所出现的各种行为，复诊时交给主治医生，以便医生能够更清楚地了解病人的病情。②可安排病人多做些事，让病人保持良好的状态(散步、听音乐、聊天、做些家务等)，检查病人的每周功课表。③注意发现复发的先兆，及时处理。家属应熟知复发早期出现的症状及针对病人复发所采取的措施，并将这些内容写在纸上，放在随手可拿的地方或身边，以便发生情况时应对自如。④即使已确认病人病情复发，家属也不要气馁，应调整好心态，配合医生帮助病人接受复发治疗。⑤坚持服药维持治疗，帮助病人认识疾病的症状表现，理解预防复发的重要意义。

7. 家中有精神病人如何送院治疗?

《精神卫生法》确定了精神障碍病人的住院治疗实行自愿原则。许多精神障碍病人有妄想、幻觉、错觉、情感障碍、哭笑无常、自言自语、行为怪异、意志减退的症状，绝大多数病人缺乏自知力，不承认自己有病，不主动寻求医生的帮助，可通过以下办法将病人送院治疗:

(1)劝慰法。请平时在病人心目中有一定威望的人或与其关系密切的人，劝其到医院就诊。

(2)激将法。当病人不听劝告，甚至发生对抗时，旁人不妨激他一句:"既然你说没病，为什么不敢去医院检查?"病人可能为证实自己没病或赌气而去医院就诊。

(3)强制法。当以上策略都无效，且病人行为无法自控，甚至出现暴力攻击或自伤行为时，家属难以管理，可以求助当地政府或警察部门，协助送往医院治疗。

8. 病人出现幻觉和妄想如何管理？

幻觉包括幻听、幻视、幻嗅、幻味、幻触、内脏性幻觉。其中以幻听、幻视为最多见。幻听又以言语性幻听最常见，如有的病人当听到斥责、侮辱、命令性的声音或看到可怕的幻视时，可出现相应的情感或行为的反应。病人可表现恐惧、紧张或愤怒，可发生突然的冲动行为，此时要加强护理，确保病人安全，密切观察病人言语、情绪和行为的表现，以掌握幻觉出现的次数、内容及时间，来防范或阻止幻觉出现时病人伤己、伤人行为的发生。对有幻触、幻味的病人，可改变环境，分散病人注意力，如感到床上有电、身上有虫爬的病人，可适当换床单或更衣。对因幻视而拒绝进食的病人，可让其集体进膳或注意选食，以减轻疑虑和缓和症状。

妄想是一种在病理基础上产生的歪曲信念、病态的推理和判断。临床常见的有被害妄想、影响妄想、关系妄想、夸大妄想、嫉妒妄想、疑病妄想、钟情妄想等。妄想病人多数意识清晰，否认有病。在妄想下可支配病人的思维、情感和行为，所以家人或工作人员为了掌握病人妄想的内容，要以谈心的方式接近病人，注意态度和蔼，关心病人生活，使病人逐步解除顾虑，取得合作。在症状活跃期，切不可贸然触及病人的妄想内容，若病人回避不谈，不必勉强。当病人主动叙述病情时，不要与其争辩或过早批判，可根据病人的特长和爱好，鼓励病人参加工娱活动，转移其注意力。不要在病人面前议论他人的事情或低声耳语，以免引起病人的猜疑，而强化其妄想内容。病人在妄想支配下，有时可发生自杀、自伤、伤人、毁物或逃避行为，要提高警惕，严防意外。

9. 家属在参与治疗过程中有哪几个误区？

（1）误区一：由病人自己配药、自己保管药品。

由于病人在缓解期会遇到许多现实问题，例如，职业、家庭、社会中的挫折，尤其是对疾病本身的恐惧，会使病人出现悲观绝望，所以病人在出院一年内的自杀率往往比较高，而服用大量抗精神病药物就是比较常见的自杀方式。所以，针对这一误区的解决方法就是所有药物都应由家人专门管理，并且家属应该定时清点存药。

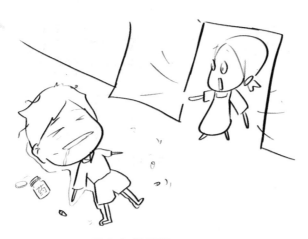

患者自行管理药物

（2）误区二：有的家属往往误认为精神疾病病人和躯体疾病病人都需要长期休息和照顾，所以不让病人从事任何劳动。

有些残留阴性症状的病人以躯体不适为借口，家人更是百般呵护，事事包办，甚至衣来伸手饭来张口。这样就会加重病人的惰性，使得阴性症状迁延不愈，社会功能明显下降，加快了精神衰退的进程。此外，由于病人无所事事，整日沉迷于幻想，会导致生活及思维完全脱离现实，以致引发幻觉和妄想，进而导致病情复发。解决的方法是鼓励病人生活自理，自力更生，多做力所能及的事，适当参加职业劳动。

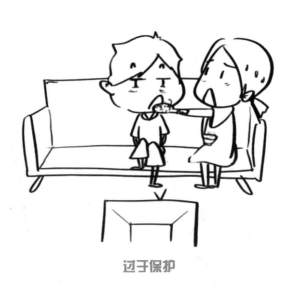

过于保护

（3）误区三：隔离病人，限制病人外出与外界接触。

由于目前社会对精神疾病病人的偏见和歧视，使病人产生自卑心理及逃避行为，家属也认为让病人避开外界刺激，减少心理应激，有利于病情稳定，便听任病人闭门不出。还有一种情况就是，家属为了防止病人的冲动、攻击、破坏行为，限制病人外出。这样做的后果就是病人与社会隔绝，进而导致其社会功能进一步下降，加快精神衰退进程，并增加病情复发的风险。解决方法是鼓励病人多与人交往，适当参加社会活动，同时向周围的人们宣传精神疾病的知识，以获得人们的理解和支持。

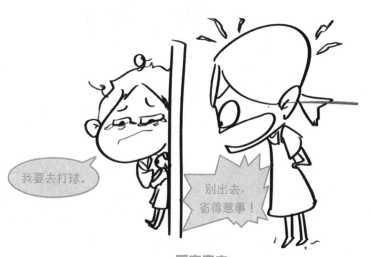

隔离患者

（4）误区四：过于溺爱或者放任不管。

有的家属认为，精神疾病主要是由于精神刺激引起的，所以对病人有求必应，百般呵护，甚至放纵其不良行为及无理取闹，从而导致病人丧失分辨是非的能力，自我控制力进一步下降，有些病人还会认为自己的"特殊身份""与众不同"，从而压力重重，自暴自弃。

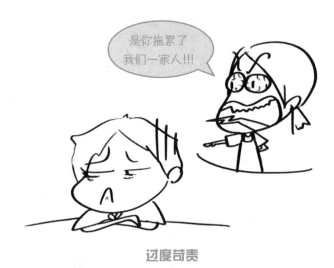

过度苛责

还有的家属则走到另一个极端，认为病人拖累家庭，使家人丢尽脸面，从而对病人采取排斥和敌对情绪，对病人厌恶、敌视，甚至辱骂、讥讽、嫌弃、虐待、恶意攻击，使病人自卑自责、自暴自弃，甚至悲观绝望发生自杀，或产生攻击破坏、伤人毁物的行为，从而导致病人病情反复、迁延不愈。

解决方法是关心而不是溺爱，鼓励而不是放纵，培养病人"自尊、自重、自强、自立、自爱"的意识。

第三章

抑郁症

如影随形的"黑狗"

王女士,28岁,近2个月来感觉自己情绪糟糕,高兴不起来,说话逐渐减少,活动也比以前减少,不愿出门,在家唉声叹气,有时独自流泪,家人问起时,偶尔低声回答,说脑子没用了,自己做错了很多事情,有罪应该死掉。兴趣缺乏,以前喜欢打排球现在也提不起兴趣。食欲减退,每天只吃一顿饭,体重下降了8 kg。睡眠减少,凌晨4点左右即醒来。有时感觉呼吸困难,认为自己得了绝症,不想连累家人想自杀。

请思考:

(1)王女士可能出现了什么问题?

(2)针对王女士想自杀的想法,家人该怎么应对处理?

一、疾病知识篇

1. 什么是抑郁症?

有些人的一生中会在一段时间里感到情绪低落,这些极端的情绪会打乱正常的生活体验。知名人士抑郁自杀的新闻层出不穷,使得抑郁症这一精神疾病受到越来越多公众的关注。很多人觉得抑郁症离自己很遥远,其实,抑郁症离我们的生活非常近,是一种常见的心理障碍。抑郁症被形容为"心灵的感冒",是以显著而持久的心境低落、兴趣下降、精力缺乏为主要特征,重者可发生抑郁性木僵,部分病例有明显的焦虑和运动性激越,严重者可出现幻觉、妄想等精神病性症状。英国前首相丘吉尔曾说:"心中的抑郁就像条黑狗,一有机会就咬住我不放。"

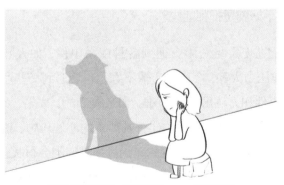

如影随形的"黑狗"——抑郁症

抑郁症并不只是我们通常经历的坏心情，也不是"意志不坚定"或"逃避责任"的表现，而是如同高血压一样，是一种医学上很常见的疾病，10%~25%的女性和5%~12%的男性在一生中可能会患抑郁症。抑郁症会给病人、家属和社会带来巨大的损失和负担，约20%的病人由于他们的症状而完全丧失工作能力，而仅有很少(少于一半)的重症抑郁病人得到过专业帮助。抑郁症经过规范治疗，是可以达到临床治愈或明显好转的。

2. 哪些人容易得抑郁症，病因是什么？

抑郁症是生物—心理—社会因素综合作用的结果，研究显示可能与遗传、激素水平的差异、妊娠、分娩、哺乳、心理社会应激事件及应对方式有关。社会心理因素在抑郁症发展过程中起着重要作用，生活压力很大、人际关系紧张、遭遇重大不幸、患有严重躯体疾病等人群患病风险会明显增加。女性患抑郁症的比例大约是男性的两倍，这与女性的心理和生理特点有关，中国的产后抑郁发生率为11%~38%。

3. 心情不好就是抑郁症吗？

人们在现实生活中会遇到各种应激事件，如人际关系紧张、工作压力大等，会出现心情不好。也会遇到一些严重的不良生活事件和无法解决的困难，如亲人亡故、离婚、失业、重大躯体疾病等，带来极大的痛苦及严重的心理压力，进而出现不同程度的抑郁情绪。但这些症状持续时间不会很长，经过调整一般会在一段时间内自行缓解。如果此抑郁情绪对工作、生活、学习造成了严重的影响，时间超过了两周，就应该到精神科或心理科就诊，明确是否患有抑郁症(表3-1)。

表3-1　正常抑郁情绪与抑郁症的区别

正常的抑郁情绪	抑郁症
"事出有因"	缺乏客观应激性事件或"小题大做"
程度轻	程度重
短期性，可自我调适	持续存在，逐渐恶化
社会功能影响轻微	使人能力丧失，甚至想自杀

4. 抑郁症的早期信号有哪些？

(1)睡眠障碍。尤其是早期，表现为入睡困难与早醒。

(2)身体不适。常常感觉头部闷痛、胃肠不适、肢体乏力等，但是去医院就诊后却检查不出具体病因。

(3)情绪波动大。看什么都不顺眼，经常因小事而发火，过后又后悔。

(4)其他。如反应迟钝，记忆力下降，行动迟缓，工作效率下降。

5. 抑郁症有哪些常见的临床表现？

(1)核心症状。情绪低落，兴趣缺乏，精力缺乏。情感基调低沉、灰暗、心境不佳、苦恼、沮丧、忧伤，甚至悲观、绝望，丧失了既往生活的热情和乐趣，对任何事物都没有兴趣，觉得活着没意思，忧心忡忡，郁郁寡欢，有度日如年、生不如死的感觉。病人丧失了体验快乐的能力，不能从平日从事的活动中获得乐趣。有些抑郁病人也能参与看书、看电视、打球等活动，但其目的主要是为了消磨时间，或希望能从悲观失望中解脱，毫无快乐可言。

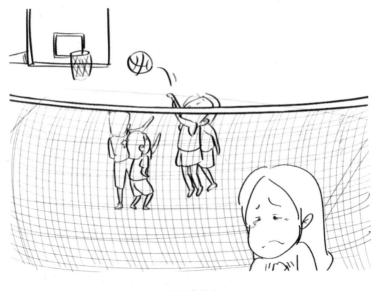

情绪低落

（2）抑郁性的认知。有无望、无助、无用的"三无"症状。对自己没有信心，觉得自己一无是处，对自己的前途感到悲观失望，预见自己将来要出现不幸，觉得自己孤立无援，认为治疗是没有用的，自责自罪，最终产生自杀观念或自杀的行为。

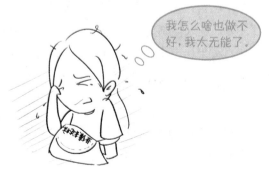

认知消极

（3）思维迟缓。表现为语速慢、语量少、语音低、反应迟钝、思路闭塞、自觉"脑子像生锈了"一样。

（4）意志活动减退。感觉疲倦或没有活力，失去精力，表现为行动缓慢、生活被动懒散、不愿与人交流、不想做事情、不修边幅等，严重者可有不语、不动、不食等木僵情况，称为抑郁性木僵。

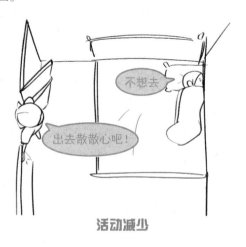

活动减少

（5）焦虑与运动性迟滞或激越。有时病人可出现莫名其妙的紧张、担心、坐立不安的行为；或出现动作缓慢，工作效率下降或烦躁不安，难以控制自己，甚至出现攻击的行为等。

（6）躯体不适症状。睡眠过多或失眠、睡不安稳或早醒、感觉疲倦没有活力、食欲减退、恶心、呕吐、心悸、头痛、口干、便秘、胃肠胀气等。

（7）精神病性症状。病人可出现一些幻觉及妄想，如评论性幻听、自罪妄想等。

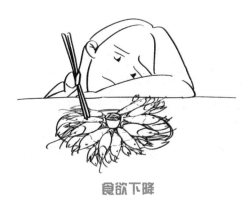

食欲下降

6. 什么是产后抑郁症?

生下小宝宝通常都是一件快乐幸福的事情，但事实上，大约80%的女性在分娩后都会体验到"情绪低落"。不过大部分研究者都认为产后情绪低落是一个正常现象，因为婴儿出生后会伴随着激素水平的改变，在其他社会心理的共同作用下，使得妈妈出现悲伤、哭泣和易怒等情绪。当产后情绪低落继续持续下去，就可能发展为产后抑郁——而且产后抑郁的群体，并非少数。有研究结果表明：新妈妈中 19.2% 会体验到较轻的产后抑郁，而 7.1% 会体验到严重的产后抑郁。

产后抑郁症作为女性在产褥期出现的具有明显抑郁症状的产褥期精神综合征，通常在产后 4 周内抑郁发作起病，其症状、病程和结局与其他抑郁障碍相似，主要表现为悲观绝望、悲伤哭泣、烦躁不安、易激怒发火等症状。目前认为产前产后激素水平的变化是产后抑郁症发生的生物学基础，除此之外，妊娠压力作为女性妊娠期的重要应激源，对女性产后不同的心理问题有直接影响。如果医生不能识别到早期抑郁的症状，等到病情发展到分娩 6 周后可能会导致严重后果。抑郁症的母亲往往不能有效地照顾婴儿，病人往往会因此感到自责自罪，有严重抑郁障碍的母亲可能有伤害自己或婴儿的危险。

7. 你知道微笑型抑郁吗?

微笑型抑郁是抑郁症的一种特殊表现形式。往往由于工作需要、礼节需要、个人前途需要等或者为了维护自己在别人心中的美好形象等，这种微笑并不是发自内心的真实感受，而是一种习惯性表情，但是私下里又无法控制自己的情绪，深陷抑郁的情绪无法自拔。时刻表现出微笑的表情，表面微笑，内心悲伤，情绪低落、愉快感丧失。这类人群往往很难被发现，常常会延误最佳治疗时间。

另一种情况是重症抑郁病人为了实现自杀的"理想"，故意掩盖自己的痛苦体验而强颜欢笑，来逃避医务人员及亲友的注意。因此，重症抑郁病人突然情绪"好转"可能是自杀的危险征兆。

二、治疗康复篇

1. 抑郁症的治疗方法有哪些?

由于对抑郁症缺乏正确的认识,很多人认为抑郁症是心病,只能靠意志、勇气以及一些心理疗法慢慢改善,所以大部分抑郁症病人并没有接受正规的治疗。抑郁症平均起病年龄为20~30岁,从起病到就医接受治疗的时间平均为3年。

(1)药物治疗。抗抑郁药是目前治疗各种抑郁症的主要药物,能有效解除各种抑郁心境及伴随的焦虑、紧张和躯体不适等症状。有医学研究表明,大部分病人会对至少一种抗抑郁药或合并治疗干预有效;此外,抗抑郁药的巩固和维持治疗能有效降低抑郁症的复发率。

(2)心理治疗。在药物治疗的同时常合并心理治疗,尤其是有明显心理社会因素的抑郁症病人或抑郁症恢复期的病人。心理治疗包括认知行为治疗、人际心理治疗、行为心理治疗等,通过倾听、解释、指导、鼓励和安慰等帮助病人正确认识和对待自身疾病,主动配合治疗,节省病人的医疗费用,促进健康,防止复发。

(3)物理治疗。改良电抽搐治疗、重复经颅磁刺激治疗、脑深部电刺激治疗。

（4）其他治疗及康复方法。光照治疗、运动治疗、针灸治疗、阅读治疗等。

2. 抗抑郁药物有哪些?

抗抑郁药物可以通过调节脑内的神经递质(如5-羟色胺、去甲肾上腺素)的水平起到治疗抑郁的作用。目前抗抑郁药物种类较多,按照不同的机制分类,常用的有 SSRI 类(舍曲林、艾司西酞普兰、氟西汀、帕罗西汀、氟伏西汀)、SNRI 类(文拉法辛、度洛西汀)、米氮平等,这些抗抑郁药安全性较高,不良反应少,医生会根据病人的具体情况选择,抗抑郁药是处方药,请遵医嘱服用,不能到药店自行购买服用。

3. 抗抑郁药物的不良反应有哪些?

目前临床常用的新型抗抑郁药都经过严格的临床试验,绝大部分不良反应都是可以控制的,罕见的不良反应在说明书中有相应说明。常见的不良反应有恶心、腹泻、口干、头晕、疲乏无力、性功能障碍等,不良反应多在服药第一周出现,缓慢加量有助于减轻药物不良反应,一般情况下,1~2 周内不良反应基本缓解或消失。如果不良反应明显或持续时间长而难以耐受应告知医生,进行相应处理。

4. 抗抑郁药需要吃多久?

抑郁症是一种易复发的疾病,需要系统的全病程治疗,包括急性期(8~12 周)、巩固期(4~9 个月)及维持期(一般倾向至少2年,多次复发的病人主张长期维持治疗)。抗抑郁药物需要一定时间才能起效,一般2周左右,而出现明显的效果可能需要更长时间。临床上也需要一定时间以调整到最适合用药个体的有效治疗剂量,因此在刚开始服用抗抑郁药物的时候,要有耐心,不急于换药。有的病人希望服用药物后症状能马上得到缓解,短短数日之后如果没有改善就迫不及待地要求医生换药,或者干脆更换就诊医生,这样反而会影响治疗的连续性。

5. 抑郁症病人如何自我管理?

抑郁症是一种慢性、易复发的疾病,因此需要系统的全病程治疗。在治疗和康复过程中,抑郁症病人需要积极参与及自我管理,以达到消除症状、恢复功能、预防复发的目的。主要做到以下几点:

(1)定期复查,主动与医生交流自身情况,包括情绪变化、可能影响情绪的因素、药物不良反应等。充分信任医生,和医生共同努力对抗抑郁。

(2)定期自我评估监测情绪,选择国内外常用的抑郁和焦虑自评量表(PHQ-9、GAD-7),把结果反馈给医生,以便于医生评估病情调整治疗方案。

(3)生病其实是一个信号,提示自己精神和身体都需要好好休息了。尽量放松心情,适当运动,规律作息,多做自己感兴趣的事情,并寻求一些情感及家庭支持。

(4)正确认识自己的现状,不要给自己制定很难达到的目标，可以将工作分成若干小部分，做力所能及的事情，以免因工作未完成而心灰意冷。

（5）在没有对实际情况非常了解或与人商量之前，不要作出重大的决定，如辞职、离婚等。

6. 得了抑郁症，可以只做心理治疗不吃药吗?

如果只是些单纯的抑郁情绪，可以先采用心理治疗及自我调节等方式来处理。但是如果病人出现了自杀等消极想法、伤人等攻击倾向及严重影响个人生活工作等情况应及时就医，听从医生的建议和忠告。经医生诊断为抑郁症者，医生会根据情况建议住院系统治疗或药物治疗，同时辅以心理治疗，可以提高病人的服药依从性，提高社会功能。心理治疗和家人朋友的支持对预防复发有着非常重要的作用。抑郁程度较轻微的病人可以酌情考虑选用单一心理治疗，但中度、重度抑郁症则不适合单用心理治疗。即使是轻度抑郁，如果心理治疗超过 6 周抑郁症状无改善，或者治疗超过 12 周症状缓解不彻底，需要重新评估病情，或考虑开始药物治疗。

7. 抑郁症的病程和预后怎样?

抑郁发作的平均病程为 16 周，90% 的病人抑郁临床表现为中度或重度，严重影响日常功能活动。抑郁发作治疗后痊愈平均需要时间约 20 周，若不治疗，病程一般会持续 6 个月或更长。经抗抑郁治疗，大部分病人的抑郁症状会缓解或得到显著减轻，但仍有约 15% 未达临床治愈，复发率约为 35%。首次抑郁发作缓解后约半数病人不再复发，但经历了3次及以上抑郁发作，或未接受维持治疗的患者，其复发风险会明显提升，可达90%以上。

　　自杀企图和自杀死亡是抑郁障碍的最严重后果。有研究表明，抑郁障碍的自杀率为4.0%～10.6%，抑郁病人发生自杀企图或自杀的概率与年龄、性别、社会环境变化，以及抑郁严重程度相关。

三、家庭照护篇

1. 如何照顾抑郁症病人？

抑郁症的进程因人而异，初发病者通常接受 6 个月至 1 年的药物治疗后便可康复，但抑郁症复发率高，所以康复者与家属要认识抑郁症的初期表现，如无故失眠、情绪低落等，以期尽早治疗。除此之外家属还应做到以下几个方面：

（1）掌握病情好转指征。一般抑郁症好转大致经过三个过程，大部分病人首先是睡眠、饮食变好，思维改善；其次是动作、活动逐渐增多；最后是情绪改善。若饮食、睡眠差，体重不增，但出现动作增多或情绪变好，则说明病情尚未完全改善。

（2）密切观察病情变化。抑郁症是精神疾病中的第一杀手，病人的自杀率极高，家庭护理的重点就是要防范自杀行为的发生。这就要求病人家属必须熟悉本病的临床特征。需注意的是抑郁症状往往晨重夜轻，自杀行为多发生于凌晨或清晨；而且一般在疾病的发作期，由于情绪低落、悲观消极易产生自杀想法及行为；当然，处于恢复期的病人，由于害怕别人歧视、绝望也会出现自杀行为。同时，抑郁症病人的自杀手段多隐蔽，有预谋性，常给人某种假象，即微笑型自杀，故当发现抑郁症病人情绪突然好转时，千万别掉以轻心，应加强防范，将家中可以用来自杀的危险物品如小刀、绳、药物等藏好，对于自杀高风险病人应专人全程看护，必要时住院治疗，确保人身安全。

（3）做好生活护理。抑郁症病人饮食差，应注意调整饮食，多做一些病人平时喜欢吃的食物。对于一些病情轻的人，可鼓励其参加愉快轻松的活动，培养生活情趣，如看书报、看电视、听音乐、种花养鸟等，分散其注意力以缓解病情；另一方面，病人由于情绪抑郁，常卧床不起，需多督促其起床活动，督促及协助病人自理个人卫生，适当料理个人卫生可使病人精神振奋。

（4）督促服药。密切注意病人对药物的不良反应，抑郁症病人经常需要长期维持用药，以巩固疗效，防止复发，绝对不能自行停药或对药量及药物的成分随意增减。当病人出现口干、便秘等不良反应时，应及时做好解释工作，鼓励其多饮水，多吃富含纤维素的食物，多进行运动，严重时及时就医。

（5）做好心理护理。由于抑郁症病人情绪差、悲观自责，对自身缺乏信心，非常希望获得他人的心理支持。家属应多给予病人鼓励和支持，帮助他们树立信心，积极疏导其消极情绪，对其病态言行，家属要耐心疏导，尽量满足其合理要求。

（6）改善家庭成员之间的关系。家庭是一个集体，而病人只不过是集体中的一部分。一个不和睦的家庭，或某些成员的不良倾向、不良行为可以变成不良刺激因素，促使疾病的形成。在对抑郁症病人的治疗及护理上，应该让家庭成员一起分析、寻找病人发病根源，共同去除不良刺激因素，改善家庭成员间的关系，创造一个和睦的家庭环境，这是抑郁症病人家庭治疗及护理的关键。

(7) 睡眠护理。抑郁症病人常伴有失眠，以入睡困难、早醒为多见，常表现为入睡前忧心忡忡、焦虑不安。此时家人应多陪伴、安慰及劝导，这样能使病人产生一定的安全感，焦虑情绪也较易消除。抑郁症病人常会早醒，自杀的时间多在清晨时分，所以对早醒的病人一定要给药控制，延长其睡眠时间。

(8) 娱乐、休闲。对病情较轻的病人，应鼓励其参加一些力所能及的劳动，当病人能完成某项任务时，则给予鼓励，以增强他们的生活信心，使之感到自己仍是一个有用的人。有些抑郁病人常通过不停地劳动来惩罚自己，这时则需劝其休息，防止过劳或发生虚脱。平时多听轻松、快乐的音乐，或是跳舞等，也可带病人到公园散步，到郊外活动，这些活动对改善病人的抑郁症状十分有益。

(9) 鼓励社交。鼓励病人回到亲朋好友的社交圈中，接受他人快乐的感染，获取社会支持的力量。鼓励病人多参加集体活动，晒晒太阳，外出散步。发挥自己的长处，创建良好的生活态度和健康的心态。不断改变过去对事物歪曲的认知方式，像健康人一样生活。

(10) 要多与病人谈心。选择病人有兴趣的话题，逐渐引导、鼓励病人表达自己的感受和看法。根据病人的情况，允许病人有足够的时间反应，尽量多倾听，而不是讲大道理。当病人表现为躯体不适或焦虑不安时，要给予理解和支持。当病人自卑、自责，抱怨自己不如他人时，给予肯定和积极的鼓励，引导病人建立信心。

2. 给予抑郁症病人心理支持的妙招有哪些?

抑郁症是一种隐性的病症，这种症状可以毁灭人与人之间的关系，会让那些不知道如何帮助他们的人感到迷惑。我们可以用不同的方式给予他们心理支持，不妨试试以下妙招：

（1）爱的行动。无论是一条消息，还是一桌精心准备的饭菜，或是一条微信语音，都能让他们感到温暖和被爱。

（2）陪在身边。给予抑郁症病人最好的帮助莫过于陪在他身边，握着他的手，坐在身旁陪他哭，传递出"你对我很重要""如果我能帮助你，请告诉我"等。

（3）不批评、不说教。如"你别想太多了，凡事要往好处想"等，这些话的潜台词是"他们有选择情绪的余地，但他们却放任自己的情绪选择了绝望"，可能会将他们进一步推向深渊。

（4）不提意见、不激将。大多数人会在对方感到抑郁时迫不及待地给予帮助或告诉他们怎么做，但往往会让他们感到被羞辱或无所适从，应该小心询问"我怎样做会让你感觉好些?"这样他们可能会更愿意和你倾诉。不能故意对病人采用冷暴力，甚至挑战他们的心理极限。

（5）不小看痛苦、不比较。"怎么一点小事就让你如此伤心绝望?"这类语言会让病人感到羞愧。除非你亲自患过抑郁症，不然千万别说你能体会他们的感受，那样可能导致你们之间的谈话减少或信任减少。

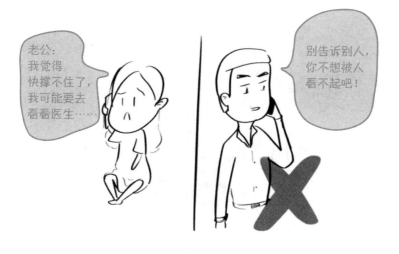

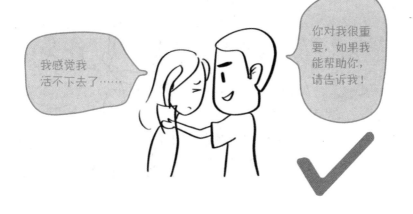

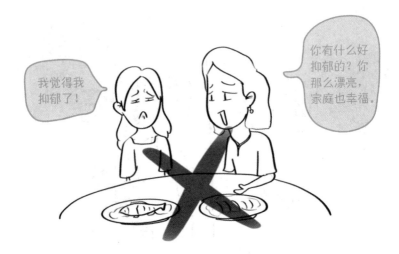

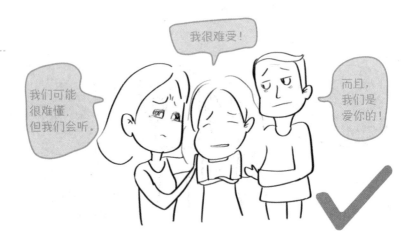

（6）尽可能学习抑郁症相关知识。学习抑郁症的症状及病程等相关知识能使自己更加了解抑郁症，以便更好地给予他们心理支持。

（7）耐心的力量。抑郁症的康复需要较长一段时间，而且有复发的风险。耐心对待他们很重要，耐心可以释放一种力量——不管多久、不管遇到多大的困难，你都会支持他陪着他，这会让他们看见希望、获得力量。

3. 如何识别病人自杀的征兆？

约80%有自杀倾向的病人在实施自杀前都曾表现过一定的自杀先兆，病人会自觉或不自觉地发出语言或非语言信息，陪护人员可以从以下几个方面进行评估。

（1）病史。有企图自杀的病史。

（2）语言信息。如病人可能会说"反正这病治不好，还不如死了一了百了""疼起来非常痛苦，真不想活了""这个世界没什么可留恋的了""家人太辛苦，我活着只会增加他们的负担"等。问一些可疑的问题，如"这阳台距地面有多高""这种药吃多少会死"等。

（3）行为信息。如将自己反锁在室内或关在隐蔽的地方；清理物品信件，嘱托未了事宜或分配自己的财产；收集或储藏绳子、长布条、刀具、玻璃片或药片等可以用来自杀的物品等。

（4）情感信息。如情感低落，表现为紧张、经常哭泣、无助、无望，或显得非常冲动、易激惹、情绪不稳定，在抑郁了很长一段时间后，突然表现出无原因的开心，对亲人过分关心或疏远、冷淡等均有可能是自杀行为的信号。

4. 如何进行自杀病人的急救处理?

（1）对自缢者立即抱起双腿向上抬举，并让人协助解下绳索，把病人放在地上，解开领口、内衣、裤带，清除口腔、鼻腔中的分泌物，把病人头后仰，拉出舌头，防止舌后坠，进行心肺复苏术。

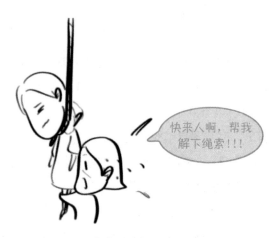

快来人啊，帮我解下绳索！！！

自缢者的急救

（2）跳楼者往往有多发性损伤，如颅脑外伤、胸外伤、腹外伤、四肢及脊柱骨折等损伤，发现者保护好现场，不轻易搬动病人，对大出血的病人紧急压迫出血处止血，清理口鼻分泌物，维持正常呼吸。在等待救援时可以判断病人坠楼楼层高度、着地部位、地面状况及有无缓冲物等，为进一步救治提供信息。

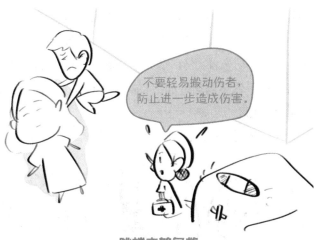

跳楼者的急救

（3）对服毒者予以催吐、洗胃，意识清晰的中毒者可刺激咽后壁或压舌根促使呕吐，随时清除口腔和上呼吸道分泌物，防止吸入性肺炎及窒息，寻找病人残留的中毒药物为医护人员进一步救治提供依据。

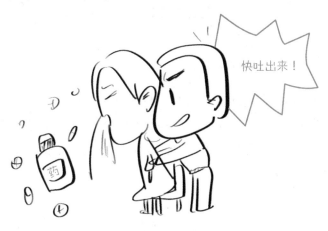

服毒者的急救

（4）对割腕者在第一时间压住伤口处的动脉血管，防止血液流失，并勒住伤口近心端的地方。另外，尽量上举受伤的手臂，尽量不要移动患者，伤口要高于心脏的高度（例如，平躺姿势时应将受伤手臂举到与地面垂直的胸部以上；坐着时应将受伤手臂举过头顶）。

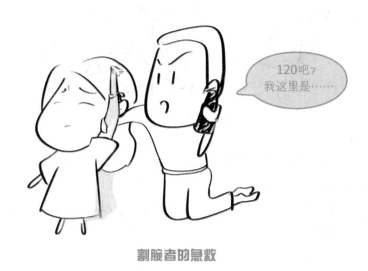

割腕者的急救

5. 如何监控评估抑郁情绪？

抑郁症状严重程度的评估一般采用量表评定，他评量表主要有汉密尔顿抑郁量表和蒙哥马利抑郁量表，自评量表主要有9条目简易病人健康问卷（PHQ-9）（表3-2）、Zung 抑郁自评量表、快速抑郁症症状自评量表等。

表 3-2　病人健康问卷(PHQ-9)

指导语:在过去的两周内,以下情况烦扰您有多频繁,请选择符合你情况的选项。

题号	题项	0=完全不会	1=一周的几天(<一半)	2=一周的好几天(>一半)	3=几乎每天
1	做事时提不起劲或没有兴趣				
2	感到心情低落、沮丧或绝望				
3	入睡困难、睡眠不安或睡眠过多				
4	感觉疲倦或没有活力				
5	食欲不振或暴饮暴食				
6	觉得自己很糟糕、自己很失败,或总是认为家人对自己很失望				
7	对事物专注有困难,例如在阅读报纸或看电视时				
8	动作、说话速度缓慢到别人已经察觉或与之相反,烦躁、坐立不安等情况更胜于平常				
9	有不如死掉或用某种方式来伤害自己的念头				

说明:本量表的主要统计指标为总分,即1~9项各条目分值的总和,总分范围为0~27。PHQ-9可以用来筛查和辅助诊断抑郁症,以总分≥10分为可能是抑郁症的分界值,分数越高,抑郁倾向越明显,应该及时去看精神心理医生,进行评估和治疗。PHQ-9也可以用来评估抑郁症状的严重程度:0~4分无抑郁症状,5~9分为轻度,10~14分为中度,15分以上为重度。

第四章

躁狂症

天才向左，疯子向右

刘先生，25岁，近半个月来觉得自己能力非凡，自认为是国家百年一遇的"天才"，能赚大钱，要去香港投资几个亿开公司，精力旺盛，讲话滔滔不绝，自觉"脑子像抹了润滑油"一样，转得飞快。好管闲事，举止轻浮，乱买东西送人，逢人就打招呼、发烟，喜欢结交朋友，尤其喜欢接近异性。情绪不稳，常为小事大发脾气，有摔东西的行为。

请思考：

(1) 刘先生主要存在哪些症状？

(2) 家人如何帮助刘先生就医？

一、疾病知识篇

1. 什么是躁狂发作?

躁狂发作也就是通常所指的躁狂症,是情感障碍中的一种疾病状态。人的心情有高低,有好坏,有快乐悲伤,如果把病人的情绪画一条曲线的话,低谷可称之为抑郁,超过正常范畴的高峰则为躁狂,躁狂是抑郁的对立面,是人情绪的另一个极端状态。

躁狂症是以异常持久的情感高涨或易激惹为主要临床症状,伴随有意图的活动与精力的增加,并伴有自我评价过高或夸大、精力旺盛、言语增多、活动增多、睡眠需要减少,严重时伴有幻觉、妄想等精神病性症状。躁狂发作时间需持续一周以上,对社交及职业功能造成明显损害,一般呈发作性病程,每次发作后进入精神状态正常的间歇缓解期,大多数病人有反复发作倾向。

2. 双相情感障碍是什么病?

双相情感障碍又称为"躁郁症",在精神障碍疾病分类中与抑郁症同属心境障碍。这是一种比抑郁症更复杂的重性精神疾病,有着抑郁和躁狂两个面相,多是在抑郁发作的基础上,有一次以上的躁狂/轻躁狂发作史，或存在多个躁狂发作症状。双相障碍的特征是"不稳定性"和"摇摆"，一般在 25 岁以前发病，多为急起或亚急性起病，双相障碍缓解期也可以表现心境不稳定和强烈的情感特质，易出现敌对、愤怒和冲动性，多见贪食和体重增加等。双相情感障碍的常见发作形式见下图。

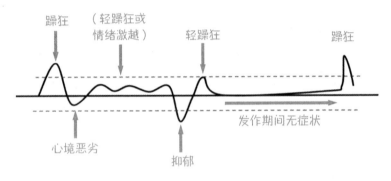

双相情感障碍的常见发作形式

处于躁狂阶段的病人，其行为和情感常常是高涨的和夸张的，容易被激惹，与别人产生冲突，情绪烦恼、急躁或愤怒的程度颇深和频率偏高。被这种躁狂情绪影响的病人通常会表现出不需要的乐观，冒不必要的风险。当躁狂开始减退时，病人就会开始应付躁狂阶段造成的损害和窘境。这样的躁狂阶段几乎总是紧随着严重的抑郁，认知功能和社会功能下降，因无法接受自己两个极端的状态，严重时会导致自杀。

3. 为什么会得躁狂症？

躁狂症属于心境障碍，目前病因和发病机制尚不清楚，大量研究提示遗传因素、神经生化因素和心理社会因素等对本病有明显影响。若家族中有人患病，则血缘关系越近，患病概率越大；重大生活事件、精神刺激等也是发病诱因。

4. 躁狂发作有哪些常见的临床表现？

核心症状为"三高"，即情感高涨、思维奔逸和活动增多，常见表现有如下几种：

(1)情感高涨。异乎寻常的心情高兴，轻松愉快，无忧无虑，笑容满面，兴高采烈，没有难事，有人表现为一点小事或稍不如意就大发脾气，在严重易激惹情况下可能出现冲动暴力行为。

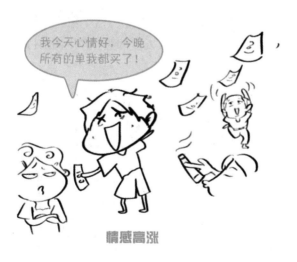

情感高涨

（2）思维奔逸。思维联想加快，言语增多，一句接一句，出口成章，滔滔不绝，内容丰富，诙谐幽默，由于病人的注意力随环境改变，故思维活动常常受到环境的改变而使病人的讲话内容经常从一个主题很快转移到另一个主题，严重时可出现音联或意联等。

（3）活动增多、意志行为增强。病人活动多，好交往，好管闲事，要干大事，要做许多事，不停忙碌（意志行为增强）。做事有头无尾，易被周围发生的事吸引而转移注意力（随境转移），对结局过于乐观、行为草率、不顾后果。好花钱，追求享乐，随意挥霍。易与周围人发生冲突，产生冲动行为。

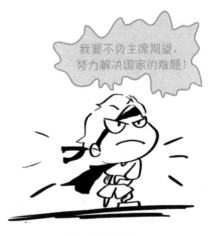

意志活动增强

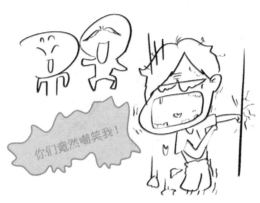

行为冲动

（4）夸大观念及夸大妄想。病人自觉脑子变得非常灵敏、聪明、反应迅速，自我感觉良好，夸大自己的能力、财力、地位，认为自己有本事，可以做大事、挣大钱、自命不凡、盛气凌人（如自称是国家领导人的亲人，能当省长或局长等）。严重时可达到妄想程度。有的时候出现关系妄想、被害妄想等，但内容多与现实接近，持续时间较短。

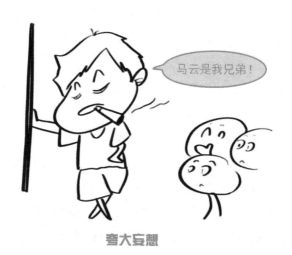

夸大妄想

（5）睡眠需求减少。睡眠明显减少，病人常诉"我的睡眠质量非常高，不愿把有限的时间浪费在睡眠上"，精力旺盛，终日奔波但无疲倦感，是躁狂发作的特征之一。

（6）其他症状。可有食欲增加、性欲亢进，有时可在不适当的场合出现与人过分亲热而不顾别人感受的情况。体格检查可发现瞳孔轻度放大、心率加快、交感神经兴奋等症状。

5. 出现躁狂情绪就一定要去看精神科医生吗?

（1）大多数人遇到一些不开心的事情或受到刺激而导致自己的心情不好、烦躁、想发脾气、情绪波动大，若不存在躁狂诊断的其余症状，可不考虑为躁狂症，而是单纯的心情不好，可以尝试其余方法来调节自己的情绪，尝试一些可以让自己冷静下来的方法，如改变对生活事件、挫折、压力的看法，自我放松练习，体育运动，变换环境等，也可求助于专业的心理医生。

（2）若是症状比较严重，且持续时间较长(超过一周)，影响个人生活及工作，无法通过自我调节得到缓解，则建议找精神科医生进行专业诊治，若有必要者可以住院治疗。

（3）注意最佳心情与躁狂发作的区别。最佳心情时的自控和自我调节能力增强，对人宽容；而躁狂状态时自控降低，易与人发生冲突，不计后果。最佳心情时人际社交良好，做事有目标性，形成良性循环，而躁狂时常垄断谈话，兴趣弥散，无计划性，有头无尾，影响社交。

二、治疗康复篇

1. 躁狂症可以治好吗？

虽然躁狂症及双相情感障碍有自限性，但如果不予治疗或治疗不当，复发率是很高的。未经治疗的病人中有50%在首次发作后的第一年自发缓解，其他病人在以后的时间里缓解的不足1/3，终身复发率达90%以上，而长期反复发作可导致人格改变和社会功能受损。现代治疗能使50%的病人完全恢复，对于每次发作，能显著和完全缓解者约为70%。

对于发病前性格良好，社会适应能力良好，急性起病，病程短，发病前存在明显的心理社会应激或躯体疾病，发病年龄晚，获得早期治疗，治疗效果好，家庭和社会支持系统好，无反复发作史，无精神疾病家族史，没有合并人格障碍、焦虑障碍、药物依赖、精神活性物质依赖、躯体疾病等病人预后较好。反之预后不佳。

2. 躁狂症治疗原则有哪些？

（1）早识别，早治疗，足量足疗程治疗。

（2）药物治疗为主要治疗方式。以心境稳定剂治疗为主，当处于躁狂状态，首选一种心境稳定剂治疗，根据病情需要，及时联合用药，联合另一种心境稳定剂，或抗精神病药（如喹硫平、奥氮平、利培酮等），或苯二氮䓬类（如地西泮等）。药物要根据医生的处方服用。

（3）物理治疗。在严重躁狂状态或药物治疗效果不佳时可以考虑使用改良电抽搐治疗（MECT）。

（4）心理社会干预和危机干预，以改善治疗依从性。在药物治疗基础上加上心理治疗。识别和改善病人不良的认知模式、情绪和行为模式，提供危机干预，向病人和家属宣传疾病知识，让家庭给予病人支持与帮助，以提高治疗效果，提高社会适应性及改善社会功能，提高依从性、减少复发。

（5）全病程治疗。①急性治疗期，控制急性期兴奋。疗程一般为 6~8 周。②巩固治疗期，巩固急性期治疗效果，防止症状波动。疗程为 2~3 月，药物剂量一般维持原剂量不变。③维持治疗期：防止复发，恢复社会功能。

3. 心境稳定剂对身体有影响吗？

目前临床上常用的心境稳定剂都经过了严格的临床试验，绝大部分不良反应都是可以控制的，罕见不良反应在说明书后都有相应的说明，常见不良反应多在服药第一周内出现，如口干、烦渴、恶心、呕吐、双手细震颤、嗜睡、视物模糊等，缓慢加量有助于减轻药物的不良反应，一般情况下，1~2 周内不良反应基本缓解或消除。如果不良反应仍未消失，应立即告知医生。

4. 什么是血药浓度检测, 对病人有何帮助?

有些药物(如碳酸锂)的治疗剂量与中毒剂量比较接近或存在剂量的"治疗窗", 对这些药物要进行血药浓度监测来调整剂量。通过高端仪器监测血液中药物浓度叫做血药浓度监测, 通过血药浓度监测可更好地发挥药物疗效, 减少药物不良反应。

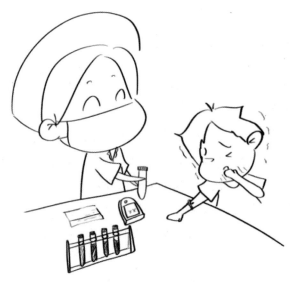

定期监测血药浓度

5. 病人在服药的过程中饮食需要注意什么?

对于躁狂症病人来说, 由于活动增多引起机体消耗增大, 因此服用药物时应督促病人定时进餐, 保证足够的营养和热量,既要防止进食不足,又要防止吃得太多,因为有些药物会引起病人食欲增强,也就是形成所谓的"贪食"。另外,还有几个关于饮食的注意事项:①最好不要饮用酒类、咖啡、浓茶等具有兴奋作用的饮料。②有些病人有贪食、不知饥饱,遇到这种情况家属应该定量分配食物,对于狼吞虎咽的病人,注意饭菜中不能有骨头、鱼刺和大块的肉。③服用碳酸锂的病人,易出现恶心、震颤、腹部不适等不良反应,可以通过喝盐水或吃咸一点的饭菜来减轻不良反应。

6. 躁狂症的病人如何自我管理?

躁狂发作是发作性病程,发作间歇期表现正常,如能积极治疗,可以维持病情稳定。如果不进行有效的治疗和维持治疗,则复发率高。所以需要做到以下几点:

(1)主动与医生交流自身状况,包括情绪的变化以及影响因素等,充分信任医生,与医生一起努力。

(2)定期进行监测和评估自己的情绪,学会监测自己的情绪,适当地表达自己的情绪以及以适宜的方式发泄自己的情绪。

(3)学习心理卫生知识,掌握心理调适方法,培养乐观、积极、健康的性格,提高对环境的适应能力,保持良好的心态;矫正不良行为模式,如冲动盲目、不顾后果;避免不良的社会心理因素,避免长期处于高度紧张、生活不规律、经常熬夜的生活状态,适当给自己减压和放松。

7. 得了躁狂症可以只做心理治疗不吃药吗?

如果只是单纯出现轻躁狂情绪, 可以先采用心理治疗加上自我调节来缓解这种情绪, 但当躁狂情绪严重, 出现严重的症状如冲动、伤人、毁物等行为, 严重影响个人工作及生活时, 应立即就医, 以免耽误病情。医生会根据个人情况采取相应的治疗方案, 此时往往要以药物治疗为主, 同时再辅以心理治疗, 可以提高病人的服药依从性, 减少疾病复发风险, 提高病人社会功能。

三、家庭照护篇

1. 家属如何正确认识躁狂症？

躁狂发作是发作性病程，发作间歇期表现正常。家属应掌握躁狂症的常见表现及症状，以及一些应对的策略。如能积极治疗，可以维持病情稳定。但是，如不进行有效的维持治疗，复发率高。如果疾病发作越来越频繁，正常间歇期缩短，并快速循环，难以治疗，且治疗后有症状残留，形成慢性状态，则会导致人格改变，社会功能损害。因此，需树立长期治疗的理念、综合治疗的治疗理念，防止病情复发。

2. 躁狂症病人如何进行家庭照护？

（1）家属应尊重、理解、接纳、关心、支持、帮助病人。为病人创造一个温馨和谐的家庭环境，房间采用淡蓝色或淡绿色，尽量少接待客人，不举办宴会。

（2）正确认识疾病，支持病人积极治疗、尽早治疗，反复发作者树立长期治疗的理念，定期门诊复查，监测病情和药物不良反应，维持病情稳定，防复发。

（3）病情不稳定时，注意防止自伤自杀，冲动伤人，并及早就诊治疗，做好心理疏导。处于激越及严重躁狂状态时避免冲突，避免激惹病人。

（4）学习疾病知识和治疗知识，帮助病人观察病情，及时应对病情变化，采取正确的应对策略，避免对自己和他人造成伤害。

（5）平日注意帮助病人培养良好的性格，矫正不良的认知模式和行为模式，学习心理调节的方法，避免不良的社会心理因素，避免长期处于高度紧张状态。

（6）家属要督促病人服药并保证病人服药到胃，有些病人出于病情影响或者认为自己的疾病已经痊愈，私自减药或不服药，有些病人还会假装服药，其实却把药片含在舌下，然后趁人不注意时将其吐出，这种行为非常容易引起疾病的复发，给家庭和个人带来不必要的麻烦，所以家属应该仔细监督。

（7）家属要识别病情复发的早期症状：彻夜不眠、情绪不稳，原本性格温和突然变得脾气暴躁，情绪异常活跃，好管闲事等。出现这些情况时家属应检查药物是否按时按量服用，必要时带病人门诊复查。

3. 家属应如何与躁狂发作期病人沟通？

躁狂发作期病人往往情绪不稳定，容易发脾气，家属在与病人沟通时要注意几点：

（1）保持自己良好的情绪，发自内心关心病人，用温和的语气和病人沟通。

（2）不和病人争辩理论，普通人觉得很正常的一句话有可能导致病人的情绪突然变化，此时千万不和病人争辩，应该停止自己的言语，平静地倾听并给予安抚。

（3）必要时顺着病人的话去说，避免激惹病人。当病人有严重冲动攻击风险时应带病人尽快就医。

4. 如何预防躁狂发作？

心理社会因素在发病和复发中起着重要的作用，要注意心理调节：

（1）学习心理卫生知识，掌握心理调适方法，培养乐观、积极、健康的性格，提高对环境的适应能力，保持良好的心态。

（2）矫正不良行为模式，如冲动盲目、不顾后果的行为。

（3）避免不良的社会心理因素，避免长期处于高度紧张、生活不规律、经常熬夜的生活状态，适当减压和放松。注意识别焦虑、抑郁、愤怒、厌倦等不良情绪，注意识别疾病的早期表现，早发现、早咨询、早治疗。

（4）树立长期治疗的理念，学会监控情绪变化及应对策略，掌握疾病的管理能力。

（5）定期门诊复查，监测病情和药物不良反应，维持病情稳定，避免反复发作，造成疾病难以治疗的功能损害。

第五章

失眠症

越想睡，越精神

唐女士，40岁，原本在一家公司做销售主管，2年前离职成为一名家庭主妇，被失眠问题困扰多年。常常抱怨自己晚上迟迟难以入睡，在床上辗转难眠，有时感觉整晚都没睡着过，或者半夜醒来后很难再入睡。唐女士从开始工作时就有失眠的困扰，当时感觉工作时间长且压力大，睡前躺在床上她会回想起白天工作的细节或工作安排，有时想着想着睡意全无，几乎整夜不眠。因为夜间的睡眠问题，唐女士觉得白天难以集中精神，也觉得自己因为睡得不好，好像什么都做不好，她常常会因为前一晚睡得不好而觉得非常沮丧。白天的烦躁、焦虑情绪慢慢地持续到晚上，每晚临睡前她便开始担心自己又会睡不着，越想越焦虑。有时在极度疲惫的状态下终于入睡，有时则彻夜难眠。辞职以后，唐女士尽量减少上午的活动以确保自己有充分的时间休息，弥补前一晚糟糕的睡眠。但是唐女士的睡眠问题并没有得到显著的改善。

请思考：

唐女士该如何解决她的睡眠问题？

一、疾病知识篇

1. 睡眠是什么？——你一生 1/3 时间的故事

睡眠，这个司空见惯的生理过程，占据了人类整个生命过程将近 1/3 的时间，与人的身心健康及社会功能密切相关。睡眠并不是简单地闭上眼睛，逐渐失去意识，让身体完全进入无工作状态。实际上在一个晚上的睡眠中，我们身体的某些功能仍在继续。

通过脑电生理的记录可以观测到，在睡眠中的脑部活动状态，有很多不同的变化。根据这些变化，可以将睡眠周期分为两个睡眠时相，即非快速动眼睡眠(NREM 睡眠)和快速动眼睡眠(REM 睡眠)，这两种睡眠时相交替出现，组合成一个完整的睡眠周期。在每个周期中，可以将睡眠分为四个阶段：入睡期、浅睡期、深睡期和快速动眼睡眠期(表 5-1)。成人睡眠周期是一个持续 90~120 分钟的睡眠生理过程，一次正常的夜间睡眠包括 4~5 个睡眠周期，睡眠总时间为 6~8 小时。

表 5-1　各时期睡眠结构特点

睡眠时期	时长占比	特点
1 期睡眠（入睡期）	2%～5%	处于半睡半醒之间； 眼球活动缓慢； 肌肉活动迟缓(肌张力逐渐减弱)； 易被唤醒
2 期睡眠（浅睡期）	13%～22%	大脑活动缓慢； 呼吸均匀； 眼球活动停止
3 期睡眠（深睡期）	45%～55%	对恢复体力和心理功能起重要作用； 肌肉活动消失； 很难唤醒
快速动眼睡眠	20%～25%	大脑对白天的经验进行整合； 呼吸加快、变浅、不规则； 眼球向各个方向快速运动、肢体肌肉暂时瘫痪(肌张力完全丧失)

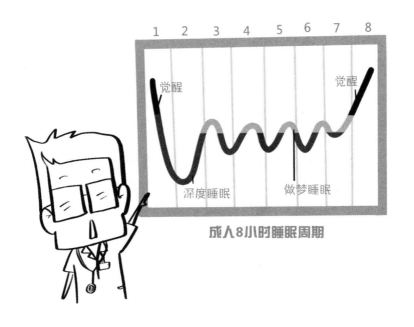

成人8小时睡眠周期

2. 睡眠的意义有哪些?

不同的睡眠阶段有不同的睡眠特点与功能,可以补充身体在白天不同的耗损。

人的睡眠是非常重要的,对人体的影响大致有以下几个方面:

(1)积蓄能量,恢复体力。

(2)保护大脑,提高智力。

(3)增强免疫,防病抗病。

(4)促进生长,增进健康。

（5）延缓衰老，促进长寿。

（6）加快血液循环，有益美容。

（7）巩固记忆，增强脑力。

（8）保护中枢，防止有害物质侵入大脑。

3. 人为什么会做梦？做梦就是没休息好吗？

梦，是睡眠时大脑的活动，它并不是可有可无的。梦一般出现于睡眠的快速动眼期，是体内各种刺激作用于大脑特定皮质，或残存于大脑的兴奋痕迹所引起的。梦的产生和个体以往的记忆与经历有关，从梦的内容中可以了解到个人情绪、情感和关注的事件等信息。所以做梦是人的正常生理心理活动，有益于个体身心健康，相关研究发现做梦不仅有助于疏泄不良情绪，同时对个体记忆力、注意力及思维能力的提高也有所助益。

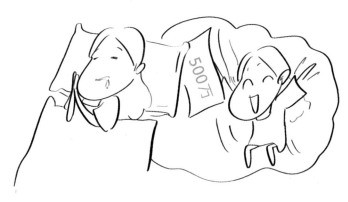

日有所思　夜有所梦

4. 不同年龄段的人每天需要睡多久?

不同的年龄阶段, 对睡眠的需求不同(表 5-2)。而且随着年龄的增长, 睡眠结构也会逐渐发生变化, 如浅睡期增加, 深睡期减少。

表 5-2　睡眠时长标准

年龄	推荐时长	不推荐时长
新生儿 (0~3 个月)	14~17 小时	不足 11 小时 超过 19 小时
婴儿 (4~11 个月)	12~15 小时	不足 10 小时 超过 18 小时
幼童 (1~2 岁)	11~14 小时	不足 9 小时 超过 16 小时
学龄前儿童 (3~5 岁)	10~13 小时	不足 8 小时 超过 14 小时
学龄儿童 (6~13 岁)	9~11 小时	不足 7 小时 超过 12 小时
青少年 (14~17 岁)	8~10 小时	不足 7 小时 超过 11 小时
青年人 (18~25 岁)	7~9 小时	不足 6 小时 超过 11 小时
成年人 (26~64 岁)	7~9 小时	不足 6 小时 超过 10 小时
老年人 (65 岁以上)	7~8 小时	不足 5 小时 超过 9 小时

5. 评判好睡眠的标准有哪些?

良好的睡眠是维持个体良好身心健康状态及社会功能的有力保障。那么何谓良好的睡眠呢?具体地讲,对成人来说良好睡眠的标准有以下几条:

(1)入睡时间快,在30分钟以内能入睡。

(2)睡眠深,呼吸深长而不易惊醒,每晚醒来次数少于2次。

(3)无夜间惊梦、噩梦、梦游及梦语等现象。

(4)总睡眠时间为6~8小时,不宜过短或过长。

(5)早上起床快,醒后精神好、疲劳感消失。

(6)白天精力旺盛,工作效率高。

6. 失眠是什么?怎样才算"失眠"?

失眠是指尽管有适当的睡眠机会和睡眠环境,依然对于睡眠时间和(或)睡眠质量感到不满意,并且影响白天社会功能的一种主观体验,是一种常见的睡眠障碍。

(1)主观上对睡眠时间或睡眠质量不满意。①睡眠起始困难,即入睡时间超过30分钟;②睡眠维持困难,特征是频繁的觉醒和觉醒后再入睡困难;③早醒,并且不能再次入睡。

(2)失眠导致的日间损害(至少包含以下一项)。疲劳或精力差;日间困倦;注意力或记忆损害;情绪紊乱;行为问题;工作或学习功能受损;人际或社会功能受损;对照料者或家庭功能有负面影响,造成病人主观痛苦。

（3）睡眠问题出现的频率。上述的问题每周至少出现 3 晚，持续至少 3 个月，并且在给予充足的睡眠时间后这些问题仍然存在，就被认为是慢性失眠；反之，持续时间少于 3 个月，频率也较低，就被称为短期失眠或急性失眠。

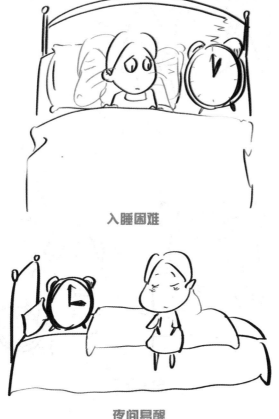

入睡困难

夜间易醒

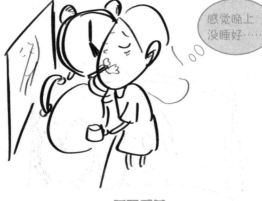

睡眠感差

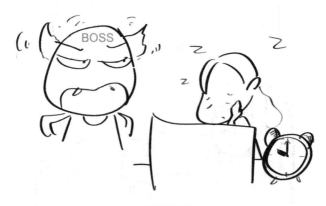

白天疲劳

7. 人为什么会失眠?

目前,关于失眠症的发病机制尚不明确。被广泛接受的主要包括以下几点:

(1)睡眠驱力不足。睡眠驱力指的是调控睡眠的恒定机制,就像在调节体温以及吃饭喝水的需求量,它就在于维持睡眠量的恒定性。每人每天的睡眠量都不一样,但就像人的饭量一样,会有一个大约固定的量,通过身体调控睡眠驱力的嗜睡感来维持稳定。简言之,恒定机制就是"定量"加上"醒越久,就会越想睡"。如果出现以下状况,就会影响恒定系统的正常运转:①白天缺乏足够的体力或脑力消耗,睡眠驱力累积不足;②白天小睡或打盹过长,用掉睡眠驱力;③为克服失眠而提早上床,或延后起床的时间。

(2)生理时钟失调。生理时钟指的是让我们"在固定时间想睡,在固定时间醒来"的机制,可以说是一个"定时"的概念。我们生理时钟的运作与作息,影响最大的因素是光线。随着社会的进步,加上光线暴晒的混乱,尤其是晚上暴露在各种亮光下,像日光灯、电视、电脑、手机等,使得生理时钟不稳定就会导致睡眠的不安稳,而出现上床时睡不着,早上又起不来的情形。

(3)清醒系统过盛。清醒系统掌管的不是睡眠,而是清醒,这个系统主要负责警卫的任务,避免个体在睡眠状态受到攻击。当清醒系统感受到压力,就会启动清醒机制,干扰睡眠,使卧室、床与清醒、焦虑形成联结。

8. 是谁偷走了你的睡眠? 失眠常见原因有哪些?

总结如上三大机制,我们常见的失眠原因包括如下几个方面:

(1)社会心理因素。生活和工作中的各种不愉快事件,造成个体发生抑郁、焦虑、紧张等应激反应时往往会出现失眠。

(2)环境因素。环境嘈杂、不适光照、过冷过热、空气异味、居住拥挤或睡眠环境改变等都会导致失眠。

(3)生理因素。睡前饥饿或过饱、过度疲劳、性兴奋等状态下易失眠。

(4)精神疾病。几乎各类精神疾病都存在睡眠障碍,尤其是焦虑与抑郁障碍。

(5)药物与食物因素。酒精、咖啡因类、茶叶等兴奋性饮料饮用时间不当或过量,药物依赖和戒断时,或者服用某些治疗药物出现不良反应时。

(6)睡眠节律变化。白天和黑夜频繁轮班、跨时区旅行等造成生物钟节律改变可引起失眠。

(7)神经系统疾病和躯体疾病。这些疾病的病理生理变化影响睡眠中枢结构,或者疾病致残、疼痛和不适,以及患病后继发的心理情绪变化可引发失眠。

(8)生活行为因素。日间休息过多、抽烟、睡前运动过多等也可导致失眠。

(9)性格特征。过于敏感、细腻的性格特征在失眠发生中也有一定作用。

9. 失眠会有危害吗?

睡眠对人体具有各种保护功能,偶尔失眠对身体并无多大损害,但如果长期严重失眠,则会产生不同程度的损害。

(1)长期失眠后导致白天精神不振、头昏脑胀、耳鸣、健忘、记忆力减退,影响工作、学习和生活。

(2)睡眠不足会导致免疫功能降低,影响整个人体生理功能的恢复,导致各种疾病的发生。增加糖尿病、高血压的患病风险,严重者可能还会中风、猝死。

(3)长期失眠使人的大脑得不到充分的休息,造成注意力不集中、创造性思维能力下降、行为反常且易怒、情感脆弱、自我封闭、人际关系紧张、生活缺乏兴趣,容易诱发抑郁、焦虑等心理疾病,甚至导致自杀率提高,有些人还会产生幻觉等精神症状。

(4)对处于生长发育阶段的儿童来说,失眠不仅会影响身体健康,而且会因生长激素在失眠时的分泌减少而影响其生长发育。

(5)影响皮肤健康,加速衰老。

(6)长期失眠可导致人体自主神经功能紊乱,内分泌失调。

10. 打呼噜是病吗?

睡觉打呼噜是日常生活中常见的现象,大多数人认为这是司空见惯的,故而不以为然,甚至还有人把打呼噜看成睡得香的表现。打呼噜并不是睡得香,反而是健康的大敌,疾病的信号。

打呼噜(医学术语为打鼾)是睡眠呼吸暂停综合征的主要临床表现。在睡眠时,由于上气道塌陷,导致通气不畅,当气流通过狭窄部位时,便引起了振动而出现我们听到的鼾声。在睡眠过程中若出现打呼噜,可致呼吸暂停,形成低氧血症,进而造成大脑及全身器官组织缺氧,最终诱发高血压、心律失常、心肌梗死、心绞痛甚至猝死。

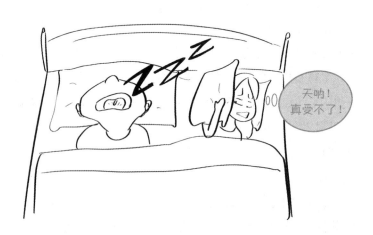

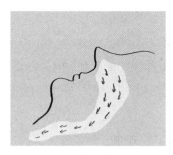

正常气道

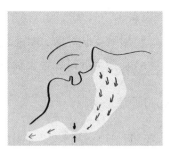

打鼾

11. 除了失眠，其他常见的睡眠障碍还有哪些?

(1)睡眠呼吸障碍。是一组以睡眠期呼吸节律异常和(或)通气异常为主要特征的疾病，可伴或不伴清醒期呼吸异常。包括阻塞性睡眠呼吸暂停低通气综合征、中枢性睡眠呼吸暂停综合征、睡眠相关的低通气症和低氧血症。

(2)中枢性睡眠增多。发作性睡病和特发性睡眠增多最为多见。

(3)昼夜节律失调性睡眠觉醒障碍。最常见症状是入睡困难、睡眠维持困难及日间睡眠增多。

(4)异态睡眠。是指在入睡、睡眠期间或从睡眠中觉醒时发生的非自主性躯体行为或体验。包括睡行症、梦语症、睡惊症、梦魇障碍(噩梦发作)和遗尿症等。

二、治疗康复篇

1. 如何评估睡眠状况?

(1)睡眠的主观评估:量表评估、睡眠日记等。

(2)睡眠的客观评估:①多导睡眠监测(PSG)目前已成为睡眠医学相关的临床和科研领域最常用的核心技术。②多次睡眠潜伏期试验(MSLT)用于发作性睡病和日间思睡的鉴别和评定。③体动记录仪。④便携式睡眠监测仪。

2. 失眠症有哪些治疗方法? 失眠需要住院治疗吗?

失眠症的主要治疗方法包括:

(1)药物治疗。苯二氮䓬类药物、非苯二氮䓬类药物、褪黑素受体激动药及具有镇静作用的抗抑郁药和抗精神病药等。

(2)物理治疗。重复经颅磁刺激、生物反馈治疗等。

(3)心理和行为治疗。睡眠卫生教育、刺激控制、睡眠限制、放松疗法、音乐治疗和失眠的认知行为治疗等。

(4)中医治疗。中医针灸、电针疗法等。

当失眠影响到个体日间功能导致无法完成日常生活安排或学习/工作时,建议到专业医院就诊,当在门诊接受常规治疗而效果不佳时,建议住院接受进一步的系统治疗。

3. 治疗失眠的药物有哪些?

(1)传统苯二氮䓬类受体激动药。俗称安眠药,具有镇静、抗焦虑、抗惊厥的作用,包括艾司唑仑、阿普唑仑、劳拉西泮、奥沙西泮、氯硝西泮、地西泮等。

(2)非苯二氮䓬类 GABA 受体激动药。包括扎来普隆、唑吡坦、佐匹克隆、右佐匹克隆等。

(3)褪黑素。褪黑素调节睡眠—觉醒周期,改善时差变化引起的症状、睡眠时相延迟综合征和昼夜节律失调性睡眠障碍;褪黑素受体激动药治疗以入睡困难为主诉的失眠和昼夜节律失调性睡眠障碍。褪黑素主要用于因时差改变引起的失眠,常用药物有阿戈美拉汀。

(4)抗抑郁药。如米氮平、曲唑酮、多塞平。

(5)抗精神病药。如奥氮平、喹硫平等。

4. 哪些人不宜服用安眠药物?

(1)严重肝肾功能不全者。

(2)孕妇。

(3)儿童一般不用安眠药,除非是用于治疗儿童夜惊、梦游症和癫痫等。

(4)睡眠呼吸障碍者。

(5)急性闭角型青光眼及重症肌无力者。

(6)醉酒者。

5. 如何合理使用安眠药?

虽然安眠药确实有着不可避免的不良反应,但药物本身并不可怕。可怕的是人们不能正确认识安眠药,导致对药物滥用和依赖。合理使用安眠药的原则如下:

(1)从低剂量开始,逐渐加至最低有效治疗量,同时监测药物不良反应。

(2)根据失眠的类型选择用药,如入睡困难可使用起效快、半衰期短的短效药,睡眠维持困难时使用半衰期中等的中效药,而存在早醒时则建议使用半衰期较长的长效药等。

(3)同种安眠药物的使用尽量不超过4周,若需要长期使用应尽量选择间断用药,或几种不同机制的药物交替使用。

(4)停药时应选择逐渐停药,缓慢停药,以防止停药后的反跳。一般可选择4~5个半衰期减50%的药量,但如果长期使用安眠药时,减停过程要更慢,一般选择1~2周减少25%的药量。

(5)安眠药不要与其他中枢抑制药合用,禁用于呼吸功能存在异常的病人。

6. 在服用安眠药期间有哪些食物需要注意?

与失眠相关的食物有以下几类:

(1)含咖啡因的食物。如咖啡、咖啡奶茶、可乐等。很多人都知道,含咖啡因的食物会刺激神经系统,还具有一定的利尿作用,是导致失眠的常见原因。

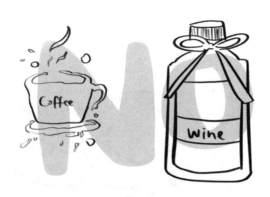

咖啡酒精

（2）辛辣食物。如麻辣小食、香蒜面包等其他辛辣食物。除此以外，晚餐吃辛辣食物也是影响睡眠的重要原因。辣椒、大蒜、洋葱等会造成胃中有灼烧感和消化不良，进而影响睡眠。

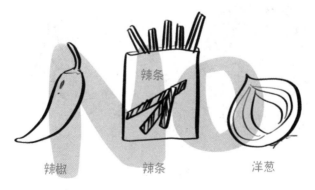

辣椒　　　　　辣条　　　　　洋葱

辛辣食物

（3）油腻食物。如炸鸡、甜甜圈、奶油蛋糕等。油腻的食物吃了后会加重肠、胃、肝脏、胆和胰腺的工作负担，刺激神经中枢，让它一直处于工作状态，导致失眠。

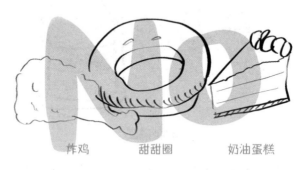

炸鸡　　　　甜甜圈　　　　奶油蛋糕

油腻食物

（4）有饱腹作用的食物。如豆类食物、烤玉米等。还有些食物在消化过程中会产生较多的气体，从而产生腹胀感，妨碍正常睡眠，如豆类、大白菜、洋葱、玉米、香蕉等。

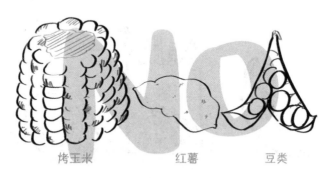

烤玉米　　　　红薯　　　　豆类

饱腹食物

（5）含酒精的食物。服用安眠药禁止饮酒，因为易出现严重中枢抑制效应。

7. 减少安眠药成瘾的小妙招有哪些?

安眠药会对脑部产生抑制作用,如果身体已经习惯在晚上使用助眠药物达到平衡,一旦不服用,就会产生"反弹性失眠"的现象,甚至出现比吃药之前睡得更不好的状态。但这并不是长期现象,如果能以平常心对待,身体过一阵又会找到新的平衡点。所以,建议有用药习惯的人,要矫正观念,短期使用安眠药对于快速改善病情,避免失眠导致的一系列不良反应有较好效果,也不会造成药物成瘾及依赖。

但在服用安眠药物期间,要做到以下几点:

(1)谨遵医嘱服药,不随意增减药量。

(2)避免与镇痛药等药物联用。

(3)不宜长期连续服用,根据医生安排换药,避免产生药物依赖。

(4)宜在睡前服用,严禁与酒或含酒精饮品等混合服用。

(5)根据医生建议,正确减药、停药。

8. 能改善睡眠的物理治疗方法有哪些?

能帮助改善睡眠的物理治疗方法主要包括重复经颅磁刺激和生物反馈治疗。重复经颅磁刺激能够增加慢波睡眠的波幅,加深睡眠深度,增强记忆,有助于机体恢复。生物反馈治疗能调节觉醒和睡眠时大脑皮质的局部活动,抑制和加强特定的脑电节律,使失眠者的睡眠功能逐渐正常化。

9. 找对方法，失眠不吃药也能睡得好?

临床实践证明：失眠的心理治疗有短期和持续的疗效。心理治疗除了改变失眠病人的不良心理以及行为因素外，也可以增强病人自我控制失眠障碍的信心。失眠的认知行为治疗简称CBT-I，主要针对失眠的病因及持续因素进行治疗，根据病人的睡眠情况，为病人量身制定睡眠康复计划，纠正病人的不良睡眠习惯及与失眠相关的不正确睡眠观念，重塑病人的合理认知模式，缓解各种与失眠相关的负性情绪，消除病人对失眠的恐惧，同时可以帮助病人减少或戒断催眠药，重建健康的心态和良好的睡眠模式。

美国睡眠医学会发布的《慢性失眠的行为治疗的实践参数》中指出，心理和行为疗法对慢性原发性失眠、继发性失眠、老年人失眠和长期应用催眠药的病人，都是有效的。英国发布的《精神药理学会失眠、异态睡眠、昼夜节律紊乱循证治疗共识》中指出，CBT-I应该作为慢性失眠病人的一线治疗方案。认知行为治疗有助于辅助失眠者停药。《中国成人失眠诊断与治疗指南》中指出，对于亚急性和慢性失眠，应该尽可能应用CBT-I，而将药物的应用限制在最低的有效剂量和维持最短的时间。

常用的CBT-I方法主要包括睡眠卫生教育、刺激控制、睡眠限制、放松疗法和认知重建。

10. 睡眠卫生知识包括什么内容?

（1）限制在床时间。能帮助整合和加深睡眠，在床上花费过多时间，会导致片段睡眠和浅睡眠。

（2）早晨同一时间起床，夜晚同一时间就寝。能帮助建立"生物钟"，一周7天全是如此。

（3）把闹钟转移，不要看它。反复看时间会引起挫败感、愤怒和担心，这些情绪会干扰睡眠。

（4）规律的锻炼，制定锻炼时刻表。可以帮助减轻入睡困难并加深睡眠，睡前热水浴，有助于增加深睡眠。

（5）规律进餐。不要空腹上床，饥饿可能会影响睡眠；避免进食过于油腻或难消化的食物。

（6）夜间避免饮用饮料。能减少夜间尿频而起床上厕所。

（7）避免饮酒。饮酒虽然能帮助紧张的人容易入睡，但会引起夜间觉醒。

（8）吸烟可能影响睡眠。香烟里含有尼古丁，具有兴奋作用。

（9）减少所有咖啡类产品的摄入。咖啡因类饮料会引起入睡困难、夜间觉醒、浅睡眠。

（10）创造舒适的睡眠环境。包括温度、噪音、光线、床、寝具等。

（11）不要用尽办法入睡。睡不着则离开卧室，做一些不同的事情如读书，不要做兴奋性活动，当你感到困倦时再上床。

（12）别把问题带到床上。晚上要早些时候解决自己的问题或制定第二天的计划，烦恼会扰乱入睡，并导致浅睡眠。

（13）避免白天打盹。白天保持清醒状态有助于夜间睡眠。

11. 床与睡眠的关系，你可能搞错了？

很多失眠病人常常抱怨"明明很困了，可一躺到床上就睡不着，翻来覆去，越睡越兴奋"。为什么会出现这种现象呢？因为长期的失眠使得病人把床和"睡不着"错误地联系起来，形成一种不良的条件反射。

为了加强卧室和床与睡眠之间的联结，可以通过刺激控制疗法来限制失眠者清醒时在卧室或躺在床上的时间，主要内容包括如下几点：

（1）只有出现睡意才上床休息。

（2）将床仅仅当作睡觉的地方，不在床上做睡眠以外的事。

（3）20 分钟不能入睡则应起床离开卧室，进行一些放松的活动。

（4）出现睡意重复（1），否则重复（3）。

（5）定时起床，无论晚上睡得如何。

12. 睡觉也要讲究效率，你知道吗？

很多失眠者会通过早上床或赖床来试图增加睡眠时间。效果如何呢？睡眠的效率越来越糟糕。在这里我们需要了解一下什么是睡眠效率。睡眠效率＝睡着的总时间÷躺在床上的时间×100%，正常人的睡眠效率在85%以上。由此可见，仅增加躺在床上的时间，会使得睡眠效率进一步降低。

睡眠限制疗法的重点就在于减少病人花在床上的觉醒时间，同时禁止日间打盹，帮助恢复床和睡眠的关联度，增加了睡眠的连续性，提高睡眠效率。主要内容：

（1）记录一周的睡眠日记，包括几点上床、几点睡着、几点醒等。

（2）根据日记计算出一周每晚平均的睡眠时间和睡眠效率。

（3）以上周平均每晚睡眠时间作为本周每晚可躺在床上的时间，但要固定起床时间，且卧床的时间不能低于4.5小时。

（4）如果本周平均每晚的睡眠效率达到90%以上，则下周可提早15~30分钟上床；如果睡眠效率在80%~90%之间，则下周维持原来的时间；如果睡眠效率低于80%，则下周上床时间要推迟15~30分钟。

13. 什么方法让你快速入睡？松弛疗法如何运用？

松弛疗法可以减少与失眠相关的躯体和心理焦虑，使内心平静并放松身体，达到降低唤醒状态的目的。

如何进行松弛疗法呢？睡前1小时可以在昏暗的灯光下通过深呼吸、伸展运动、瑜伽、听放松的音乐等活动进行放松，提高睡眠质量。

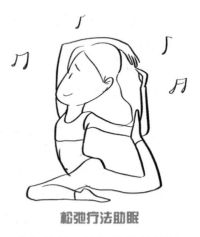

松弛疗法助眠

也可通过专业人员的指导进行压力释放以及放松的技能训练，如腹式呼吸、渐进性肌肉放松、直接放松、静默或冥想等。

三、家庭照护篇

1. 良好的睡眠习惯是怎样的?

(1)休息时放下你的工作。

(2)控制有害和有毒物质的摄入。

(3)提升满足感。

(4)保持良好的睡眠和觉醒的节律,规律作息。

(5)卧床前后使精神和躯体尽量松弛。

(6)严格控制卧床的时间,没有睡意不要上床就寝。

(7)控制睡眠时间,保证有效睡眠。

(8)忘记睡眠问题。

(9)保持良好自尊。

(10)处理未解决的问题。

2. 怎样采取良好的卧姿有助睡眠?

一般来说,睡眠的姿势要有利于肌肉放松,有利于心情平静,有利于血液循环顺畅,以达到快速入睡的目的。入睡时不能把手放置胸部,否则易引起梦魇。俯卧时,整个身体上半部的重量都压在胸部,以致不能自由呼吸,易引起噩梦,故不宜提倡。右侧卧最为理想,可使全身肌肉得到最大限度的松弛,心脏不受压迫，呼吸舒畅自由，能保证身体在睡眠状态下得到足够氧气供应。

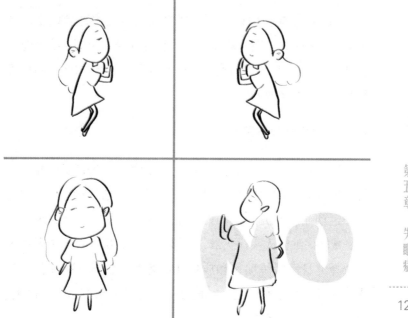

常用的睡眠卧姿

3. 如何对失眠病人进行饮食治疗？

（1）选择适宜的饮食。根据失眠者的特点进行食疗、食补及营养。

（2）合理搭配饮食。防止偏食，防止长时间用某一种或某一类食物。

（3）安神补脑饮食。大脑需要的营养物质主要有脂类、蛋白质、糖类、维生素及微量元素等，这些营养物质能够调节神经系统的功能。有镇静催眠作用的食物有小米、小麦、核桃、红枣等。

（4）注意禁忌饮食。饮食要定时定量，每餐进食以吃八分饱为宜，平时饮食以清淡易消化、富有营养为原则，尽可能少食肥腻和辛辣刺激性的食物。睡前忌喝浓茶、浓咖啡、酒精等具有兴奋作用的饮料。

4. 运动对失眠有效吗？

运动和睡眠有密切的关系。运动锻炼时，来自肌肉和关节神经感受器的冲动传到中枢神经系统，可刺激神经系统的活动。运动能调节大脑皮质的功能，缓和紧张的情绪，改善睡眠，减轻失眠病人头痛头晕、心烦急躁等症状。对于失眠病人宜选择健身性锻炼项目和放松性锻炼项目，不宜参加强度过大、时间过长的剧烈运动。较常用的运动方法有散步、慢跑、跳绳、太极拳、保健操等。

5. 睡眠健身操怎么做？

（1）指甲摩头。手食指、中指、环指弯曲成 45 度，用指端往返按摩头部 1~2 分钟。可以加强脑部供血、强健脑细胞、促进入睡。

（2）拇指搓耳。两手拇指侧面紧贴耳下端，自下而上，由前向后，用力搓摩双耳 1~2 分钟。可以疏通经脉、清热安神、防止听力退化。

（3）双掌搓面。两手掌紧贴面部，用力缓缓搓面部所有部位 1～2 分钟。可以疏通面部经脉、防止皱纹产生、缓解精神疲劳。

（4）双掌搓肩。两手掌用力搓摩颈肩肌群，重点在颈后脊柱两侧 1～2 分钟。可缓解疲劳，预防颈肩病变。

（5）推摩胸背。两手掌自上而下用力推摩前胸、后背、后腰，可以疏通脏腑经脉。

（6）掌推双腿。两手掌心相对，分别放在左腿内外侧，从大腿根部开始，由上而下顺推下肢 1 分钟。再以此方法推摩右腿 1 分钟。

（7）交叉搓脚。右脚掌心搓摩左脚背所有部位，再用左脚掌心搓摩右脚背所有部位，然后用右脚跟搓摩左脚心，再用左脚跟搓摩右脚心，共 2～3 分钟。此法可消除双足疲劳，贯通阴阳经脉。

（8）叠掌摩腹。两掌重叠紧贴腹部，先顺时针、再逆时针环摩腹部所有部位，重点在脐部及周围，共 2～3 分钟。可以强健脾胃，促进消化吸收。

注意：做操时，需闭目，心绪宁静，舌尖轻抵上颚，肢体充分放松。第（1）～（7）节可采用坐姿，第（8）节采取仰卧位。整套操共 12～18 分钟。练习时手应紧贴皮肤，渗透力越强越好。做完后，肢体轻松，能够安然入睡。

6. 如何帮助病人正确认识失眠？

（1）失眠的病人倾向于关注那些失眠带来的危害，家人需多关注病人目前积极健康的部分，帮助病人正确认识失眠。虽然失眠症是种疾病状态，但不是所有的失眠都是失眠症，偶尔的失眠对于个体身体健康影响不大，不必过多关注。

（2）真正的失眠症病人也不必惊慌失措，建议及时至医院就诊，接受系统的综合治疗。

7. 与失眠的家人相处的小妙招有哪些?

（1）创造良好的睡眠环境。一个良好的睡眠环境应是噪音很小、房间足够黑暗、温度宜人并且自己的睡眠不会被其他因素干扰。

（2）合理规律的安排活动。为保持良好的睡眠，每天应进行至少30分钟的有氧运动，常规锻炼可提升睡眠质量，如伸展运动、慢跑、瑜伽等。但太接近睡眠时间的运动对睡眠可能会产生不良效果，因此，睡前4小时应避免进行高强度运动，可以选择轻柔的伸展运动，让身体更好地放松从而提高睡眠质量。

（3）帮助病人建立睡眠规律。规律睡眠对保持良好睡眠质量是非常重要的，即使是假期，每天都在差不多的时间睡觉和起床，是调整和稳定生物钟的重要策略。

（4）按时按需服用助眠药物。避免突然中止药物治疗，应逐步减停以减少失眠反弹，在服用苯二氮䓬类药物期间应绝对禁止摄入含有酒精的饮料。

第六章

焦虑症

人生何处得安宁?

李某,女性,38岁,近一年来开始出现"紧张、心烦、躯体不适"等症状,却又无法具体描述哪里不舒服,但总感觉身体不适。同时自诉变得胆小,害怕听到各种负面信息,大小事情都担心,莫名其妙地觉得害怕,容易受惊吓;难以较长时间静坐,总想走来走去,易发脾气,常常失眠。家人带其到医院做了全面的身体检查也没发现什么问题。

提问:

(1)李某是性格变了吗?具体是什么原因?

(2)李某应该去医院看哪个科?做什么检查?

一、疾病知识篇

1. 什么是焦虑症？

　　焦虑症是指没有脑器质性疾病或其他精神疾病的情况下，由环境因素、个体因素和生物学因素共同导致大脑内化学物质改变而引起的一组以精神和躯体的焦虑为主要特点的精神障碍。近年来，我国焦虑症病人发病率呈上升趋势。最新的中国精神卫生调查结果显示：焦虑症时点患病率为 5.0% 和终身患病率为 7.6%，然而我国焦虑症的识别率并不高，病人常因各种情绪相关性躯体症状，如头痛、腹胀、心悸、胸闷等反复求诊于临床各科室。而在诊断为焦虑障碍的病人之中，仅有16.5%的病人接受精神科相关药物处理，或被建议转诊至精神心理科。

2. 焦虑症主要有哪些类型？

　　焦虑障碍有很多种类型，最常见的主要包括广泛性焦虑障碍、惊恐障碍和社交焦虑障碍等。还包括对某些特定事物恐惧（某种特殊的虫子、动物等）的特定恐怖症、广场恐怖症、分离焦虑等近 20 种焦虑障碍。

　　广泛性焦虑障碍病人往往不能明确意识到自己担心的对象

常见的焦虑症类型

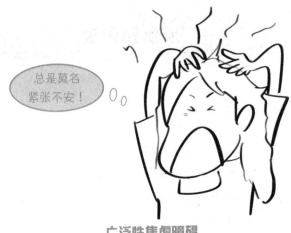

广泛性焦虑障碍

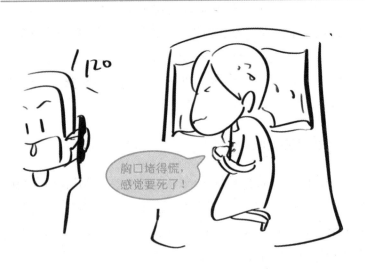

惊恐障碍

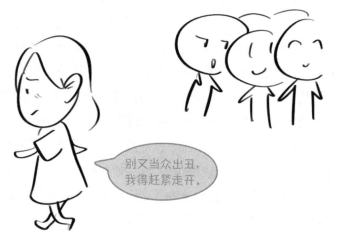

社交焦虑障碍

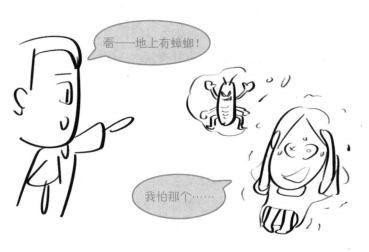

特定恐怖症

或内容，而只是一种提心吊胆、惶恐不安的强烈的内心体验。担心的内容也许是现实生活中可能会发生的事情，但担心、焦虑和烦恼的程度与现实很不相称。表现为对外界刺激敏感，易出现惊跳反应，难以入睡、睡中易惊醒，注意力难以集中，容易受干扰，搓手顿足，不能静坐、不停地来回走动，无目的的小动作增多等。主观上有一组或多组肌肉不舒服的紧张感，严重时有肌肉酸痛（多见于胸部、颈部及肩背部肌肉，紧张性头痛也很常见）、心动过速、胸闷气短、皮肤潮红或苍白、口干、便秘或腹泻、出汗、尿意频繁等。症状至少持续6个月。

惊恐障碍发作时病人感到呼吸困难，心跳加快，有明显的"濒死感"，频繁出现担心再次发作，往往首诊于心内科，相关检查排除心脏疾病后一般不难诊断。

社交焦虑障碍病人主要表现为面对陌生人时或在人多的情况下产生显著的害怕或焦虑，害怕自己的言行或呈现的焦虑症状会导致负性的评价，主动回避社交情况，或是带着强烈的害怕、焦虑去忍受。

3. "杞人忧天"也是病吗？

我们生活中会遇到这样的人，坐飞机担心飞机会坠落，乘电梯担心电梯会出故障，身体某个部位稍微出现不适就担心得了绝症，甚至看到电视剧里面的青少年有某些不良习气就担心自己还在上幼儿园的女儿将来找不到品学兼优的好女婿。这是在"杞人忧天"吗？

俗话说"人无远虑，必有近忧"。因为担心飞机失事，在购买机票时可能会选择大品牌航空公司；因为担心电梯不安全就会定期检修电梯；学生因为担心考试不好就会认真学习；员工担心工作做不好所以会积极学习努力工作。这个时候的焦虑会激励你去解决问题。由此看来，这些担忧引起的焦虑都是正常的也是很有必要的，况且，人在适当的焦虑状态下，会让人的大脑兴奋性增高，反应增快，可以提高处理问题的效率。因此，适当的焦虑是促进成长、保证安全的必要条件。

但是，如果这种担忧焦虑过度或时间过长，自己不能控制，通过一些自我调节、放松的方式也无法缓解，就会妨碍正常的生活、工作，那可能就是病态的表现了。甚至在没有任何原因的情况下，莫名地出现持续性精神紧张、惊恐不安，心神不宁，无法学习和工作，并伴有头晕、胸闷、心悸、气短、出汗、手抖等自主神经紊乱的症状，出现这些情况一定要及时去医院就诊。

4. 哪些人容易得焦虑症?

焦虑症的病因及发病机制尚不清楚，但研究发现，遗传因素、神经生物学因素和心理社会因素均与焦虑症的发病密切相关。因此，具有以下特点的人可能更要警惕焦虑症的发生。

(1)父母双方或任意一方三代以内有焦虑症病人的人比其他人得焦虑症的风险要高。

(2)没有迎接人生苦难的思想准备，总希望一帆风顺、平安一世，一遇到困难，就会惊慌失措，觉得世界末日就要来临。这也是引起焦虑症的具体原因之一。

（3）具有某些神经质人格。心理素质差，对任何刺激均敏感，对刺激做出不适应的过强反应。承受挫折能力低，自我防御本能过强。甚至无病呻吟，杞人忧天，他们眼中的世界处处都是陷阱、充满危险，整天提心吊胆、紧张不安、疑神疑鬼。

（4）过于追求完美，控制欲较强，或有自卑倾向和强烈的不安全感。工作非常认真，稍有差错或不如意，就十分遗憾，心烦意乱，老担心出问题，惶惶不可终日。遇到问题犹豫不决，不敢去尝试，总担心做不好。

（5）过度关心自己，异常关注自己的健康状态，当身体出现任何的不适时，就会表现为十分不适，最后演变为严重的焦虑障碍。

（6）长期使用某些药物（如一些治疗高血压、关节炎或帕金森病的药物）可能会导致焦虑发生。

（7）甲状腺素、去甲肾上腺素等引起紧张情绪的神经递质失衡，或有脑部某些结构改变的人容易患焦虑症。女性患病率约为男性的2倍。

5. 如何判断一个人患有焦虑症？

遇到某些事情发生时会有紧张、担心、着急等反应，这是每个人都不可避免的，我们不能说一出现有紧张、担忧就是有焦虑症。但是如果出现以下情况我们就要警惕有焦虑症的发生。

在过去6个月中，对于诸多事件或活动（例如，工作或学校表现）表现出过分的焦虑和担心。有一种期待性的危险感，感到某种灾难降临，甚至有死亡的感受（"濒死感"），出现莫名其妙的恐惧、害怕、紧张和不安。有时情绪激动，无故发怒，对什么事情都看不惯，不满意。整天专注于自己的健康状态，担心疾病再度发作。存在坐立不安、不停踱步、小动作增多、注意力无法集中或感到激动或紧张、容易疲倦、注意力难以集中或头脑一片空白、易激惹、肌肉紧张、睡眠障碍（难以入睡或保持睡眠状态，或休息不充分的、质量不满意的睡眠）等症状。这种焦虑、担心或躯体症状引起病人痛苦，或导致社交、职业或其他重要功能方面的损害。

紧张度、持续时间或焦虑和担心出现的频率都与现实可能性或预期事件的冲击不成比例。很难控制担心，难以令担心的想法不打搅注意力，无法专注于手头上的任务。成年人经常担心常规的生活情况，例如，可能的工作责任、健康状况和财务账目、家庭成员的健康、担心不幸的事儿会发生在孩子身上等。儿童倾向于过分担心他们的能力或表现的水准。担心的焦点会在不同主题之间迁移。

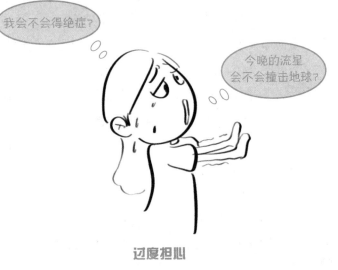

过度担心

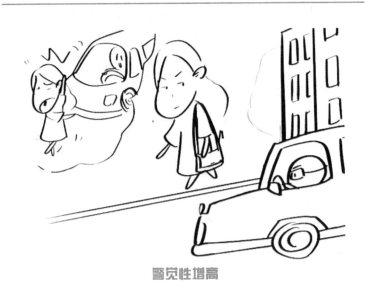

警觉性增高

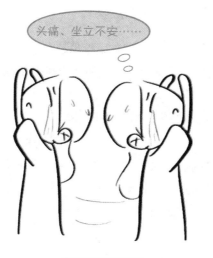

躯体紧张不适

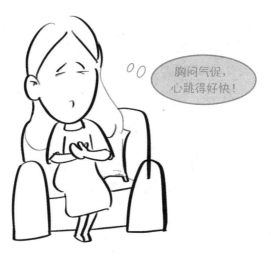

自主神经功能亢进

6. 焦虑症和抑郁症有多远的距离?

经常会有人问是不是焦虑症越来越严重就会变成抑郁症?确实与焦虑的抗争常会让人感到筋疲力尽,有焦虑障碍的人常常会伴有抑郁问题。

据调查,60%的焦虑症病人伴有抑郁症状。但是,焦虑症和抑郁症是两个不同的疾病,且两个疾病之间有一些共同的症状,如急躁、紧张、失眠、情绪波动、身体各种不适感等,有时候两种疾病很难分开。但焦虑症以无故紧张不安、担心、害怕为突出表现,而抑郁症以情绪低落为突出症状。在表现上,二者的指向不同,焦虑症主要是对存在的或者是将要发生的事情,有超乎寻常的紧张不安甚至是恐惧,而抑郁症则是对存在的或者是将要发生的事情,有超限的精神抑制状态。前者在过高的唤醒状态,导致了精神方面的不安、恐惧、紧张、多虑,以及生理方面的呼吸急促、消化异常、尿频尿急、心慌、头晕、胸胀、胸闷,等等;而后者在过高的抑制状态下,则以思维反应迟钝,理解能力、判断能力、想象能力、注意力下降,同时以明显的悲观情绪为主。

7. 为什么惊恐发作病人常常被送至心内科急诊救治?

无法预测的反复惊恐发作,持续担心会有更多发作,担心发作的影响或其后果,同时因存在呼吸困难、心跳加快等病人自觉快要死亡的"濒死感"症状,而导致病人常常被第一时间送至心内科急诊室抢救。惊恐障碍病人一定要先做相关检查排除心脏疾病,诊断就比较容易了。

1. 焦虑症需要住院吗?

并不是所有的焦虑症病人都需要住院,医生会根据具体情况给出最适合的建议。大多数焦虑症病人可以在门诊治疗,但一定要坚持定期复诊,坚持足够的疗程,切不可感觉有效果了就停止治疗和复诊。如果影响到饮食、睡眠甚至其他日常生活、工作活动,或者影响到人际交往、学习、工作能力等社会功能就需要住院治疗。还有一部分焦虑症病人常常伴有抑郁症状,若抑郁症状明显,甚至出现自杀、自伤的想法或行为者也需要住院治疗。

2. 焦虑症会一直纠缠着你吗?

广泛性焦虑障碍起病缓慢,病程迁延,少见自行缓解。早期足疗程规范治疗是防止焦虑症发展成慢性波动性病程的关键。需要经过急性期治疗、巩固治疗和维持期治疗。急性期治疗一般在几周内就会有效果,巩固治疗和维持治疗对于预防复发非常重要。一般来讲巩固期治疗需要2~6个月,维持治疗至少需要12个月。

另外,焦虑症的发生与个体的某些性格特征和生活、工作环境是有一定关系的，所以对于焦虑症病人而言，有条件的病人长期坚持参加一些成长性治疗是有必要的。

3. 患焦虑症后，还可以上学、上班吗？

很多人一听到"焦虑""抑郁"就会马上想到肯定是学习或工作压力太大引起的，就会停掉一切工作，安心在家"好生休养"或者四处"游玩放松"，刚开始几天也许有点效果，但是几天的新鲜劲一过，症状又明显了。当然，学习或工作压力大确实是诱发因素之一，患上焦虑症后是否还可以继续学习或工作要看具体情况，不能一概而论。

如果能够清楚而正确地看待自己的焦虑症状，自己又掌握了一定的应对方法，不会明显影响到学习和工作，并且在学习和工作中又能得到足够的社会支持，还是可以坚持学习和工作的。如果焦虑是由学习或工作中经常要遇到的某个场景引起，而病人又不能很好应对，引发对该场景的极度恐惧而出现不能控制的回避、注意力不能集中、明显躯体不适感，甚至影响人际交往，不能继续学习和工作，就应该尽可能地避免接触，暂时休假并及时接受适当的治疗，待缓解后再返回学习或工作中。

4. 拿什么拯救你的焦虑症？

药物治疗、心理治疗、物理治疗、康复训练等多种治疗方法的综合干预手段是获得最佳效果的方法，而且病人的积极配合和在治疗师指导下的努力改变也是保证治疗效果的必要条件。

（1）药物治疗。医生根据病人病情、身体情况、经济情况、是否有生育需求、以往相关疾病的用药史及用药后的反应和效果等因素综合考虑。遵医嘱服药，不可自行调整药物治疗方案。服药期间，注意和医生保持联系，出现不良反应或其他问题及时解决。切忌听别人讲哪个药效果好就自己换药，对别人效果好的药不一定对每个人都效果好，也不一定适合每个人的具体情况。

（2）心理治疗。心理治疗是指临床专科医生或心理治疗师运用心理学的某些原理、理论和方法，通过言语或非言语沟通，建立起良好的医患关系，应用有关心理学和医学的专业知识和技能，引导和帮助病人发现和运用自己的力量得到成长。已被证实的效果较好的常用心理治疗方法有支持性心理治疗、认知行为治疗、动力性心理治疗等。

（3）其他治疗。如生物反馈治疗等物理治疗，放松疗法、正念练习、作业治疗、艺术治疗等各种心理社会功能的康复训练等。

5. 常用的抗焦虑药物有哪些？

具有抗焦虑作用的抗抑郁药是治疗焦虑症的一线用药，如艾司西酞普兰、帕罗西汀、舍曲林等5-羟色胺再摄取抑制药（SSRI），文拉法辛、度洛西汀等5-羟色胺和去甲肾上腺素再摄取抑制药（SNRI），这类药物因能有效缓解躯体焦虑症状、伴随的抑郁症状和睡眠障碍等，且没有成瘾性、不良反应小等特点而广受欢迎。另一类常用抗焦虑药是地西泮、阿普唑仑、三唑仑等苯二氮䓬类，这一类药物因为起效快、病人耐受性好而应用较广，但是具有一定的成瘾性，不能长期使用。其他还有如丁螺环酮、坦度螺酮等药物，因不能缓解伴发的抑郁症状而受到限制。

需要强调的是，药物的选择和服用剂量都必须严格遵照专科医生的医嘱，病人切不可自行增减剂量或随意停药和更换药物。

6. 药物治疗时常出现的不良反应有哪些？

是药三分毒，药物治疗过程中出现某些不良反应是难免的，焦虑症的治疗常用的药物有 SSRI、SNRI 等新型抗抑郁药，以及苯二氮䓬类药物和其他非苯二氮䓬类抗焦虑药。这些药物常见的药物不良反应有：

（1）SSRI 和 SNRI 类新型抗抑郁药相对传统抗抑郁药来说，药物不良反应较轻，常见的不良反应有恶心、胃部不适、口干、便秘、失眠、头痛、性功能障碍、出汗，部分病人可能引起血压升高、激越反应。多数不良反应持续时间短，为一过性的，可耐受的。

（2）苯二氮䓬类药物的不良反应较少，一般随着治疗的延续病人都能很好地耐受。最常见的不良反应为嗜睡、过度镇静、记忆力受损、运动协调能力减退、智力活动受影响。偶见兴奋、做噩梦、谵妄、意识模糊、抑郁、有攻击性等。妊娠前 3 个月服用可能导致新生儿唇裂、腭裂。有严重躯体疾病的病人、年老体弱病人或合并使用其他精神药物或吗啡类药物时，容易出现中枢呼吸抑制。长期应用(持续使用超过 3 个月) 容易产生依赖性。

(3)非苯二氮䓬类抗焦虑药(丁螺环酮、坦度螺酮)不良反应较少,没有明显镇静催眠和肌肉松弛作用,也没有产生依赖性的报道。有些病人会出现口干、头晕、头痛、失眠、胃肠功能紊乱等。

7. 怎样预防和处理药物不良反应?

不是每个人都会出现药物不良反应的,有的人没有不良反应,有的人不良反应轻微,有的人不良反应明显;有的人是这方面的反应,有的人是另一方面的反应,不能因为药物有不良反应就放弃药物治疗或者吃几天又停几天,关键是要做好预防和及时采取措施处理。

(1)规律饮食,保证营养供应,合理安排作息。保证休息的同时要保证每天有一定的运动锻炼,增强体质,提高对药物的耐受能力,从而减少或减轻药物不良反应。

(2)根据反应合理安排服药时间。为了避免发生恶心、胃部不适等胃肠道反应,可以饭后服用药物;为了避免因为嗜睡、头晕等影响日常活动或工作学习,可以午睡前或晚上睡觉前服药。

(3)头晕头痛、嗜睡、乏力、胃部不适等一般性的不良反应在所难免,可以多参加一些力所能及的日常活动和社交活动,转移注意力,改善对药物不良反应的感受。

(4)一定要遵医嘱规律服药和定期复查,突然停药或突然减药，或者时常漏服，不但影响治疗效果，还可能会导致比较严重的不良反应，甚至危及生命。出现比较严重的不良反应时及时告知医生，医生会根据情况调整剂量或有计划地更换药物。

三、家庭照护篇

1. 如何照顾焦虑症病人？

（1）合理安排规律的生活起居。督促病人合理安排工作、学习和休息，有些家属过分担心会诱发病人疾病复发而不让病人参加任何任务，其实这是不利于病人康复的。家属要督查病人规律作息，按时休息，根据病人情况可以参加力所能及的活动和工作，例如，承担相应的家务劳动和工作学习任务，在完成任务时病人可能会出现畏难、想回避的想法，家属要多给予支持和鼓励。

（2）合理安排社会交往活动。一方面，病人因为对某些场景的焦虑而出现回避行为，不与人交往，不参加社会活动；另一方面，家属因为担心别人知道自己家人生病而不太愿意让他们与外人接触。家属要鼓励病人多走出家门，多参加一些社会活动，甚至尽可能安排一些家庭活动、亲友聚会等社会交往活动，帮助病人社会功能的康复。

（3）用药和复查的管理。坚持药物治疗和复查对于巩固焦虑症治疗效果是必不可少的。家属最好帮病人保管好药物且每餐按时按量看服到口，防止病人藏药和漏服药。定期带病人复查，一般每月复查一次，出现病情波动或药物不良反应时及时复查。

（4）家属对待焦虑症病人的态度。尽管有些人不能理解病人的某些焦虑症状，但家属要认识到病人的焦虑情绪和感受都是真实存在的，并不是"装病"，他们是很痛苦的。家属要做到能接纳他们的焦虑症状和焦虑感受，要营造一个安全的环境鼓励病人表达和讨论他们的感受，并给予理解。

（5）帮助、陪伴病人与焦虑共处。病人应对焦虑的一些康复技能是需要长期坚持练习的，例如，放松训练、正念练习等，但是要坚持每天练习很难的，需要家属的大力支持，家属可以定时提醒并陪伴病人一起练习，让训练成为一种生活习惯。

（6）安全管理。少数病人在极度焦虑状态下可能会出现自杀自伤或冲动伤人等危险行为，家属要关注病人的消极言行，了解病人的想法和感受并鼓励表达，同时做好环境的安全管理，必要时及时到医院复诊。

2. 焦虑症病人如何自救？

（1）要正确看待焦虑症状，不要认为有焦虑就不好，其实焦虑在一定程度上来说它可以提醒我们关注自己，提高对某些事物的警觉性，可以起到保护作用。

（2）当焦虑来临时不要一味地提醒自己不要去想，殊不知，越提醒越想得厉害，焦虑不但赶不走反而会越明显。只需要静静地体会这种感受，同时练习呼吸放松或冥想放松等放松的方法。

（3）参加一些情绪管理、正念练习、放松训练等内容的系统学习，每天坚持练习，学会采用合适的方式表达自己的情绪，提升应对焦虑的能力。

（4）要能清楚地认识到自己的性格特征或对事物的某些看法、想法等诱发焦虑的某些因素，平时注意多觉察、说服、调整自己，例如，调整对某些人或某些事的期望值，放下自己的一些执念等。多注意自己和他人的长处和优点，丰富自己的生活，多与人交往，多参加活动等。

3. 如何进行放松训练？

放松训练是一种通过训练有意识地控制自身的心理生理活动，可以降低机体的唤醒水平、改善机体紊乱功能的一种心理疗法。病人很容易掌握，实用有效，随时随地都可以练习和使用，是一种简便易行的快速解决病人躯体焦虑症状和情绪困扰的方法。下面介绍 3 种常用的放松方法：

（1）呼吸放松。找一个舒适的姿势，可以坐着、半躺着、平躺着都行，闭上眼睛或平视前方，双手可以放在身体两侧，也可以一只手放在胸部，另一只手放在腹部。先呼气，感觉肺部有足够的空间来进行深呼吸。然后用鼻子吸气，保持 3 秒，心里默数 1、2、3，停顿 1 秒，再用嘴把气体缓缓呼出，在心里默数 1、2、3、4、5。想象不快、烦恼、压力都随着每一次呼气慢慢地呼出，感觉身体越来越放松，心情越来越平静。如此反复练习。

（2）肌肉放松。首先把眼镜、手表、腰带、领带等可能妨碍身体充分放松的物品摘下，可以把上衣的第一粒扣子也解开，放松地坐在软椅上，把头和肩靠在椅背上，双手放在椅子扶手

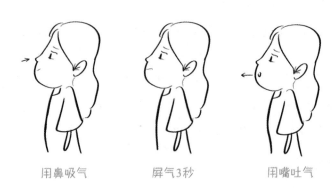

用鼻吸气　　　　　屏气3秒　　　　　用嘴吐气

呼吸放松法

或大腿上，双脚平放在地上，闭上双眼，保持一个让自己感到很舒服的姿势。先深呼吸3次，然后可以从上肢开始，让身体部位逐个尽力收缩绷紧，感到紧张时持续保持肌肉紧张的状态5秒，直到感觉紧张到极点，再完全放松10秒，用心体验一种彻底放松后的快乐感觉。放松的顺序为：上肢、肩部、头部、颈部、胸部、腹部、臀部、下肢，直至双脚，依次对各组肌群进行先紧张后放松的练习，最后达到全身放松的目的。

（3）冥想放松。取舒适体位，配合呼吸放松，找出一个自己曾经经历过的、给自己带来最愉悦感觉、有着美好回忆的场景去感觉、回忆。也可以想象一个自己向往已久的场景，想象自己置身其中，体会自己梦想实现的美好感觉。

放松训练的方法有多种，可以单独使用，也可以联合使用，一般以联合2种方法为宜。

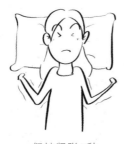
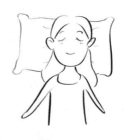

保持紧张5秒　　　　　放松10秒

肌肉放松法

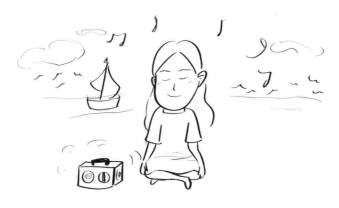

冥想放松法

4. 如何识别焦虑症复发征兆?

抗抑郁药用于焦虑症的短期治疗效果比较好,但是长期治疗比较困难。随着时间的推移,药物的某些不良反应可能逐渐变得难以耐受,尤其是在病人获得治愈后。刚开始治疗,满怀消除症状、减轻痛苦的需求时，一些不良反应作为治疗代价尚可忍受，然而症状一缓解，病人则想回归更正常的生活，药物的不良反应就成为"眼中钉"。焦虑病人停药后的复发风险为36.4%，而坚持用药者为16.4%，也就是说即便坚持用药，病人也不能完全高枕无忧。常见的复发征兆有：

（1）过度担心，并且恶劣情绪让人痛苦，影响生活和工作。

（2）难以入睡或睡不安稳往往与焦虑有关。许多病人睡前对一些事情胡思乱想，甚至醒来后也难以平静。

（3）焦虑常会通过躯体症状表现出来。最为常见的表现为胃部不适、腹胀、便秘或腹泻，身体某些部位的疼痛。

（4）肌肉紧张、双手握拳、背部僵硬等，甚至整个身体肌肉都是僵硬的。

（5）突如其来的恐惧感和无助感，常持续几分钟，伴随呼吸困难、手脚麻木、大汗淋漓、头晕乏力等。

第七章

强迫症

痛苦的"完美主义者"

小王是位爱收拾的外科医生,他的房间和办公室收拾得整整齐齐,所有物品的位置、方向都是固定不变的,凡是与物品摆放有关的事他都必须完成得刚刚好,否则他就会非常焦虑。小王给病人做手术必须亲自缝针,而且缝合非常漂亮,但不知道从什么时候开始,在手术前他洗了很多遍手仍觉得没洗干净,慢慢地从提前半小时进手术室到提前1小时、2小时,因此耽误了很多事情,他明知道自己不应该反反复复地纠结在洗手上,但就是控制不住,他很痛苦,最后不得不放弃了自己酷爱的手术刀,调到了保健科,但他的状况并没有因为调换科室而好转,他每次写记录时只要一个字写错,无论篇幅多长,他都会全部重写,直到完整无误地书写整个记录的每一个字为止,洗手的次数和时间也并没有减少,每次接触血标本的试管后,他都会洗手1小时以上,回到家洗澡有时甚至洗好几个小时。渐渐地,他出门上班时总觉得按了电梯的手很脏,反复多次回家洗手再出门,直到电梯里有人帮他按了电梯他才会顺利去上班。因此,无论任何事他都比别人花的时间要多很多,所以为了保证早晨上班不迟到,他得提前3小时起床。

小王很痛苦,明知道他所重复的程序和坚持的事情都没必要,但就是控制不住,无法解释地觉得需要那么做,而且一遍一遍有规律地做着。

请思考:

(1)小王到底怎么啦?为什么会这样呢?

(2)可以治疗吗?

(3)小王的家人怎么帮助他?

1. 什么是强迫症？

强迫症是以反复出现强迫观念和强迫动作为基本特征的一类神经症性障碍。强迫症在精神科病人中占 0.1%～0.46%，在一般人口中占 0.05%。该病多在 30 岁以前发病，男性多于女性，以脑力劳动者为常见。

基本症状：反复的强迫观念和强迫动作，不能自我控制。有些病人可保持完整的自知力，能充分地认识到这种强迫观念或强迫动作是没必要的，有强烈的求治欲望；也有部分病人对疾病没有自知力，认为强迫观念或强迫动作是必要的，是不需要治疗的。

强迫症病人常伴有焦虑、紧张及抑郁情绪，这些情绪通常是继发性的，常由于强迫与反强迫驱力的剧烈冲突，或者是出于对强迫症状的反应，其紧张和焦虑的程度经常出现变动。

2. 爱干净是强迫症吗？来测测吧！

由于工作压力大，生活节奏快，越来越多的人怀疑自己是否患上了强迫症，多余的担心是不必要的，看看下面这些行为，你有过吗？

（1）常对病菌和疾病毫无必要地担心。

（2）常反复洗手而且洗手的时间很长，超过正常所必需的时间。

（3）有时不得不重复相同的内容、句子或算数算好几次。

（4）觉得自己穿衣、脱衣、清洗、走路时要遵循特殊的顺序。

（5）常常没有必要地对某些东西进行过多的检查，如门窗、开关、煤气、钱物、文件、表格、信件等。

（6）不得不反复做某些事情直到认为自己已经做好了为止。

（7）对自己做的大多数事情都要产生怀疑。

（8）常常有一些不愉快的、违背意愿的想法进入头脑，不能摆脱。

（9）常常设想自己粗心大意或细小的差错会引起灾难性的后果。

（10）时常无原因地担心自己患了某种疾病。

（11）时常无原因地计数。

（12）常常担忧自己在某些场合会失去控制而做出尴尬的事。

（13）经常迟到，因为花了很多时间重复做某些没有必要的事情。

（14）当看到刀、匕首和其他尖锐物品时会感到心烦意乱。

（15）为要完全记住一些不重要的事情而困扰。

（16）有时毫无理由地想要破坏某些物品，或伤害他人的冲动念头。

当以上一条或一条以上的症状持续存在，并且影响了你的正常生活时，说明你有强迫症状，有必要找医生咨询。

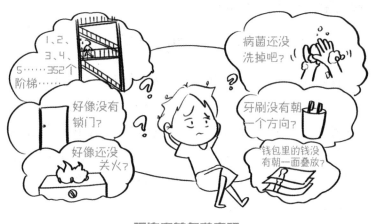

强迫症的各种表现

3. 强迫症发病的危险因素有哪些?

强迫症的病因还没完全弄清楚，可能与遗传、体内生化物质的改变、大脑解剖学的变化、免疫系统的变化、心理防御机制和行为学习等有关系，所以它是个综合多因素发病的疾病。危险因素包括以下几个方面:

(1) 遗传因素。强迫症具有一定的家族遗传性。

(2) 儿童、青少年存在抽动症状。21%的青少年强迫症病人存在共病抽动症状，抽动症与强迫症存在遗传学的高度关联。

(3) 创伤性生活事件。经历儿童期性虐待的个体，较没有性创伤的个体，强迫症的发病率高5倍。

（4）持续增高的焦虑情绪。是发展强迫症的危险因素。焦虑、低自信是强迫症发病前最早的非特异性症状；与强迫症密切相关的前驱症状包括过度增高的责任感、过分关注细节、过分在乎秩序和对称、决策困难等。

4. 强迫症与正常人的强迫现象有什么区别?

我们日常生活中，大多数的人都曾出现过强迫观念，例如，不自主地反复思考某一问题，或说某句话，反复地检查门窗或者重要物品等。所以二者从内容上的区别并不是很大，主要区别是出现的频率和对正常生活的影响程度。比如当强迫症状出现的时间每天超过 1 个小时，或者对正常生活的影响很大时，就要考虑是否为强迫症了。

5. 强迫症与性格有什么关系?

强迫症与性格有较密切的关系。各国的调查都发现强迫症病人的发病前性格具有相当类同的特征，并称之为强迫人格。所谓强迫人格，其突出表现为不安全感、不完美感、不确定感，以过分的谨小慎微、严格要求与完美主义为特征。男性是女性的 2 倍，约70%的强迫症病人发病前有强迫性人格障碍。这种人以十全十美的高标准要求自己，总是对自身的工作和生活难以满意，因而感到紧张、焦虑和苦恼。他们常常过分地自我克制，过分地自我关注和责任感过强，平时拘谨，小心翼翼，唯恐出现差错，思想得不到放松。

6. 强迫症有哪些基本类型？表现如何？

强迫症的基本类型有强迫检查、强迫清洗、强迫秩序和重复、纯强迫思维、强迫收藏、多虑性失调等。

（1）强迫检查。病人通常会过度地、不理智地担心自己"并不完美"的行为，幻想自己可能导致周围人发生灾难和危险。他们会强迫自己一遍遍地检查门、锁以及家电的开关或自己关心和爱护的人，以避免那些有可能发生的灾难。

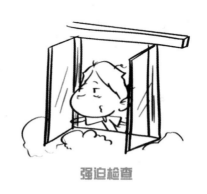

强迫检查

（2）强迫清洗。病人对细菌、灰尘、病毒或外界物质可能引发的感染而产生强迫性思维，从而不停地洗手、淋浴、清理屋子等。时间一长，他们的恐惧加剧，这种清洗、清洁变得更加夸张。

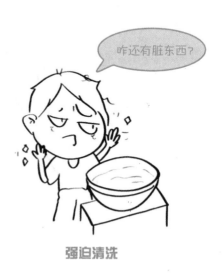

咋还有脏东西？

强迫清洗

（3）强迫秩序和重复。病人认为必须以一种特殊的、绝对的、完美的方式来安排某件事，或者他们需要一遍遍地重复做某个特定的动作。

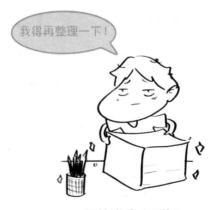

强迫秩序和重复

（4）纯强迫思维。病人通常会有一些不必要的、突如其来的可怕想法或意象，认为自己会给他人带来危害或伤害。他们会产生很多不好的想法，大多想法很暴力且多与性相关，他们自己对这样的想法或做法非常不齿且厌恶。这类病人通常只会出现强迫性思维却不伴随明显的强迫性行为。

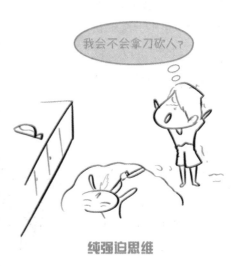

纯强迫思维

（5）强迫收藏。病人会收藏一些非常不重要的东西，并且发现自己很难扔掉别人都认为是垃圾的东西。

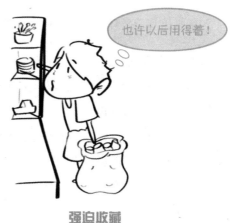

强迫收藏

（6）多虑性失调。病人对宗教、道德、伦理问题有强迫性思维。他们对自己有一套行为规范，比其他有共同信仰的人要严格许多。

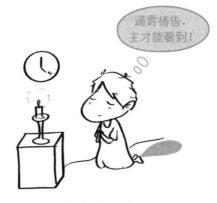

多虑性失调

7. 对于强迫症高危个体，怎样进行早期预防?

（1）行为训练。去仪式化训练，可以通过认知干预进行训练；家属应忽视其仪式行为，积极关注正常行为；模仿和学习身边健康人的行为方式。

（2）认知的自我训练。对于高危个体，要帮助其训练更具弹性和灵活的认知以及解决问题的思维方式，勇敢打破僵化的分析和评判的认知方式，如认为"事情应该是"改变成"事情可能是"等认知方式。

（3）接受专业的心理咨询。释放、舒缓内心过度的紧张和压抑，重建信心，消除不良的负性情绪。

（4）及时治疗当前存在的焦虑、恐惧和抑郁。减少患强迫症的风险。

二、治疗康复篇

1. 强迫症有哪些治疗方法?

强迫症的治疗方法主要是心理治疗和药物治疗两大类:

(1)心理治疗。解释性心理治疗为治疗的手段之一。对于病人要冷静分析其人格特征和发病原因,包括童年有无产生强迫症的心理创伤。如能找出原因,应树立必胜信心,尽力克服心理上的诱因,以消除焦虑情绪,要以坚强的意志力克服不符合常理的行为和思维。矫正强迫症行为和思维要循序渐进,并持之以恒,不断总结成功的经验,同时多参加集体性活动及文体活动,多从事有理想、有兴趣的工作,培养生活中的爱好,以建立新的兴奋灶去抑制病态的兴奋点。生物反馈治疗、行为治疗、系统脱敏疗法、厌恶疗法、暴露疗法等,都有一定效果。把病人置于严密监护下,当病人欲进行强迫动作或思维时,家人就以谈话或邀请其参加某种活动的方法分散转移其注意力,以阻止强迫动作和思维的发生。

(2)药物治疗。对强迫症治疗最常用的两类药物,三环类抗抑郁药和 SSRI 类抗抑郁药。若焦虑情绪明显或有失眠状况,可选用苯二氮䓬类药物。

2. 心理治疗和药物治疗哪种方法好?

强迫症治疗的一线药物为氟西汀、氟伏沙明、帕罗西汀或舍曲林,这4种药物治疗强迫症的有效率为40%~60%。在强迫症的心理治疗方面,行为治疗包括暴露疗法和反应预防疗法,是治疗强迫行为的首选,想象暴露疗法是治疗闯入性强迫思维的首选。另外认知治疗与自我控制暴露团体治疗的疗效相似,有研究发现,使用6次以内的认知治疗会谈,能减少不适,并增加社交和工作能力。

药物治疗主要是通过调节病理生理机制来达到治疗的效果,而心理治疗是通过纠正病人错误的思维模式以及行为模式来帮助病人从根本上康复。因此,强迫症的治疗应该是以心理治疗为主,药物治疗为辅。但是对比较严重的强迫症,在治疗初期不可单独使用心理治疗。

按其症状的严重程度来分类治疗:对症状比较轻的病人可以尝试直接采用心理治疗,暂时不使用药物;而对于症状严重、社会功能受损害的病人,应在应用药物缓解病人痛苦症状的情况下,再应用心理治疗帮助病人更快、更好地恢复。

3. 抗强迫症药物是否会导致胎儿畸形或影响哺乳?

一般来说,抗强迫症的药物导致畸形的概率不高,不过还是要与医生探讨怀孕期间的用药原则。

抗强迫症药物会经过母亲的血液、经过胎盘进入胎儿体内,所以为了安全起见,要视母亲的病情严重程度决定是否停用抗强迫症药物。

若哺乳期妇女同时服用抗强迫症的药物，少量药物将经由乳汁传递给婴幼儿。因此，为了安全起见，用药期间还是不鼓励母乳喂养，可以改用人工喂养，具体情况可以咨询精神科和产科的医生。

4. 强迫症一般需要多久的治疗时程？

（1）急性期。如果用药6~8周仍不见疗效，可改用同类的另一种药物或作用机制不同的另一类药物治疗。

（2）巩固期。当治疗4~8周左右的时间以后，病人的症状出现缓解或消失时，应继续服药治疗，以防止症状反复。

（3）维持期。在结束了巩固期治疗以后便进入维持阶段，每月随访1次，持续3~6个月，然后每3~6个月随访1次，药物治疗至少维持1年。维持治疗结束后，病情稳定，可逐步终止治疗，注意要缓慢减量，密切监测复发的早期征象，并每月随访，一旦有复发的早期征象，应迅速恢复原有治疗。

一般有2~3次复发的病人要考虑长期或终身服药。

5. 强迫症能否根治？

强迫症的根治并不是指所有的临床症状完全消失，如果病人一定要追求所有症状彻底消失，那么可能这也是内心的完美主义在作祟。虽然经过治疗后可能仍然会有一部分症状残留，但只要这些症状不再使病人像原先那样痛苦，或者说病人可以带着症状去生活，那么就达到了强迫症的治疗目标。因此，病人要学会顺应自然，学会对自己的疾病采取接纳的态度，学会尊重不完美的自己。

6. 强迫症容易复发吗?

强迫症药物治疗部分有效，但有效率仅为 30% ~ 60%，且容易复发，综合治疗对强迫症有较好的疗效。但这并不表明强迫症没有治愈的希望，根据以往的调查结果来看，强迫症的预后还是比较理想的，不少病人通过短期治疗，症状可以大部分消失，再继续随访治疗一段时间，症状好转的病人更多，一般70%左右的病人症状能基本缓解，病情常年迁延不愈的仅占极小的比例。强迫症病人预后的好坏有一些直接的影响因素，例如发病前的个性和治疗依从性等。此外，如果引起强迫症病人发病的心理或社会因素长期存在，也会直接影响病人病情的缓解。

三、家庭照护篇

1. 发作时，有什么办法可以迅速让强迫症状停止?

当强迫动作或者强迫思维发作时，病人可以尝试采用放松训练来减轻当时的焦虑情绪。放松训练包括渐进性肌肉松弛法，以一种更放松的慢节律深呼吸方式缓解焦虑；注意集中训练，即让自己直接注意一个中性或者愉快的刺激，从而转移对产生焦虑刺激的注意力。另一方面，病人可以将注意力转移到更愉悦的事情上，做自己喜欢的事情，从而终止正在进行的强迫动作或强迫思维。

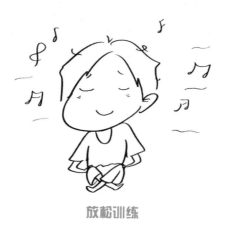

放松训练

2. 在强迫症治疗中家属如何配合?

家属应该了解病人症状的非自愿性质,以适当的形式提供准确的信息,从心理学或生物学视角来了解当前疾病。另外,在强迫症病人的治疗和护理过程中,家庭成员应积极向医生了解有关病人疾病的重要信息,疾病发生可能的原因、过程和治疗方案,以配合病人的治疗程序。

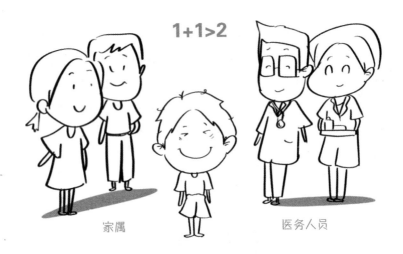

1+1>2

家属   医务人员

治疗联盟促进病人康复

3. 家属平时如何与强迫症病人相处?

与强迫症病人相处时,家属要充分理解病人由于疾病所带来的痛苦情绪,了解他们出现这些强迫症并不是自愿的,不应对其症状进行过多的指责,以免加重病人的焦虑情绪。在平时的相处过程中，家属还可以采用分散病人注意力的方式，或者对其强迫行为采取消退的行为治疗法，不过多地提醒病人强迫行为的出现，而是忽略病人的症状，减轻其焦虑情绪，促进症状缓解。当然，更重要的是需要家属为病人营造一个和谐、轻松的家庭氛围，让病人感受到家庭的温暖，家属还要观察病人的病情变化，只要有点滴进步就要给予鼓励和肯定。

4. 强迫症病人怎样自我调节？

自我调节的方法有很多种，根据不同情况有以下方法：

(1)降低期望值，降低自己的要求，不要对自己要求过高或过于追求完美，制定适当的目标。

(2)多培养兴趣爱好，转移注意力，让生活充实，减轻强迫心理的干扰。

(3)在生活中认同榜样，和榜样多交流，在交流中会受到启发和顿悟。

(4)接纳自己，学会发现和肯定自己的长处，接受自己的症状，树立信心。

(5)认识到强迫症状是陷阱，不理睬它，逐渐去淡化它。做任何事情顺其自然，做完就不再想。

(6)在行动过程中可能会有各种各样的困难，只要采用正确的方法，持之以恒，就一定会成功。

第八章

进食障碍

失控的减肥之路

小乔，18 岁，身高 1.68 m，体重仅 30 kg。一双美丽的大眼睛深陷在颧骨里，头发稀疏，面色苍白。2 年前的她身材匀称，体重 52 kg，全身充满着活力，是一个美丽又优秀的女孩。

小乔的父母在她 16 岁生日后离婚了，她平常都用吃来排解心中的郁闷，久而久之吃得越来越多，每次都要吃得撑到吐出来才停止，随之体重也猛增，最重时达到了 80 kg。小乔妈妈看到越来越胖的小乔，除了数落她就是抱怨男人都只在乎女人的外表，如果不是她中年发福就不会被抛弃。小乔也觉得自己胖下去很害怕，每次吃完后便催吐，直到吐完所有的食物，怕没吐干净还经常服用泻药，可是体重还是降得不多。小乔逐渐开始控制自己的饮食，除了不再暴饮暴食，还把每天三次正餐减少到两餐、一餐，甚至有时一天只吃一个苹果，除了节食外还服用泻药，本来不爱运动的她开始每天去运动，两个月后体重下降到 40 kg，但是小乔还是觉得自己太胖，不但没有停止节食，还加大了运动量，只要吃进去的东西哪怕是一个苹果也要催吐出来，还加服了利尿药，她开始经常头晕、耳鸣、月经不规律、严重脱发，体重很快降到只有 33 kg；之后的数月里，她除了以前常有的头痛、头晕、耳鸣、脱发外，胃也经常不舒服，月经也一直未来，直到有一天她晕倒在操场上，被送进了医院……

请思考：

(1) 小乔到底怎么啦？为什么会这样呢？

(2) 小乔的病可以治疗吗？

(3) 小乔的家人怎么帮助她？

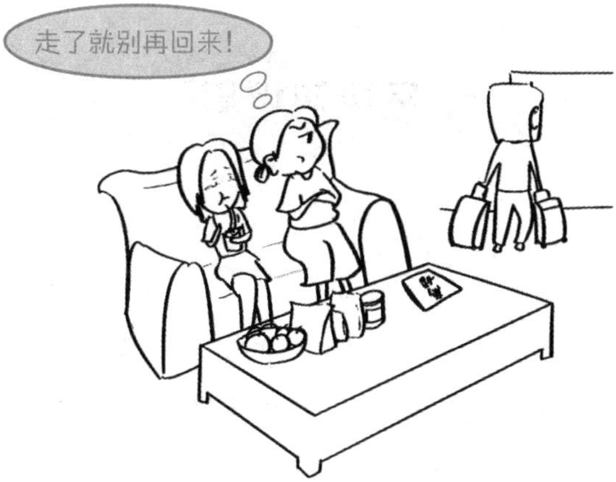

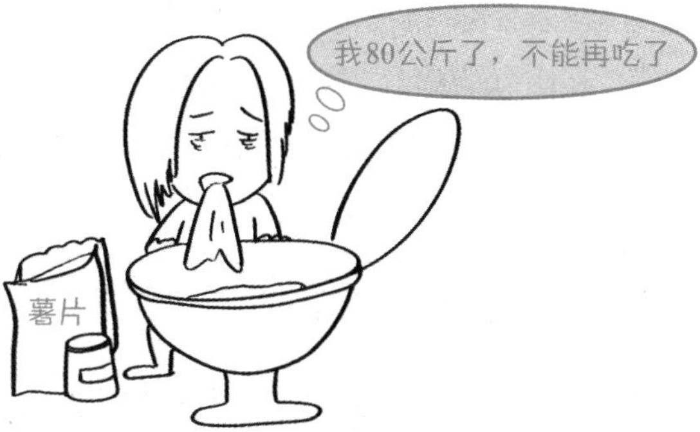

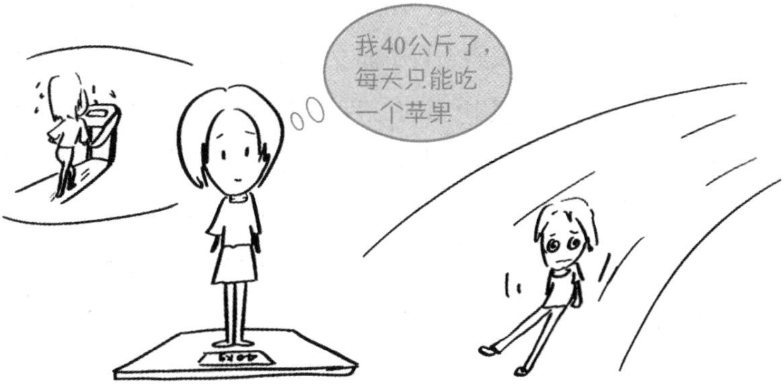

一、疾病知识篇

1. 进食障碍是吃东西困难吗?

进食障碍是一组与心理因素相关的生理障碍,是以反常的摄食行为和心理紊乱为特征,伴发显著体重改变和(或)生理功能紊乱的一组心理行为障碍。

进食障碍在各类诊断系统中主要包括神经性厌食症和神经性贪食症。在国际疾病分类第十一次修订版本(ICD-11)中,暴食障碍和神经性厌食症、神经性贪食症并列作为进食障碍的主要分类疾病。

2. 进食障碍的发病原因都有哪些?

进食障碍的病因包括遗传因素、生物学因素、心理动力学因素、社会和家庭影响因素,最可能的原因是所有因素的综合。

进食障碍倾向于家族遗传,而女性家属更易出现。在进食障碍的发展中起着重要作用的心理因素可能主要包括自尊低下、身份、角色发展和躯体形象的冲突、对性欲的恐惧、没有尺度和边界的混乱家庭、父母对孩子体重的过分关注和过分担心、母女关系过于亲密、性虐待等;另外对外表怀有不切实际的期望,把瘦等同于成功、权利和大众化。

3. 神经性厌食症到底是什么，都有哪些表现？

神经性厌食症是一种由心理因素引起的慢性进食障碍，指个体通过节食等手段，有意造成并维持体重明显低于正常标准为特征的进食障碍。

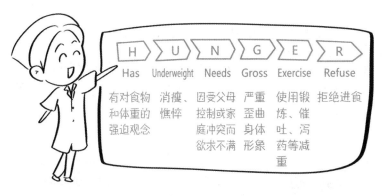

神经性厌食症的主要表现：HUNGER

神经性厌食症好发于青少年及年轻女性，主要特征是强烈害怕体重增加、对体重和体形的极度关注、极端追求苗条、体重明显减轻，常伴营养不良、代谢和内分泌紊乱。严重者可因极度营养不良而出现恶病质状态、多器官功能衰竭从而危及生命。

4. 神经性厌食症会对身体有什么伤害吗？

神经性厌食症因长期饥饿、频繁呕吐和滥用泻药引起的营养不良、脱水以及电解质紊乱可导致一系列的并发症，还可能增加机体对传染病的易感性。频繁呕吐可导致食管侵蚀、溃疡、划破充血、牙齿和牙龈腐蚀以及龋齿；滥用泻药、营养不良和脱水可导致慢性肠炎。而且神经性厌食症还会导致一些严重的健康问题(心脏和肾脏问题、骨质疏松、生育系统受损，从而增加不孕不育以及流产概率)。严重情况下，电解质不平衡以及多器官功能衰竭可威胁生命。

5. 神经性贪食症是怎么回事，都有哪些表现呢？

神经性贪食症是以反复发作性暴食，并伴随防止体重增加的补偿性行为及对自身体重和体形过分关注为主要特征的一种进食障碍。

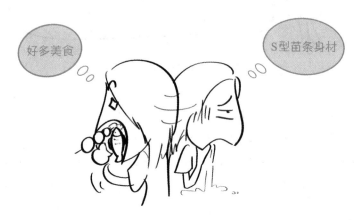

神经性贪食症的表现

主要表现为反复发作、不可控制、冲动性暴食，继之采取防止增重的不适当地补偿性行为，如禁食、过度运动、诱导呕吐、滥用利尿药、泻药、食欲抑制药、代谢加速药物等，这些行为与其对自身体重体形的过度和不客观地评价有关。但神经性贪食症病人体重却正常或轻微超重，30%~80%的神经性贪食症病人有神经性厌食症史。

6. 神经性贪食症会长胖吗？还会对身体有其他伤害吗？

神经性贪食症病人几乎不会致残，只有用大量时间进行暴食和自我催吐才会致残。反复呕吐可能会引起龋齿、釉质腐蚀、腮腺炎及牙龈感染等问题，少数可引发食管炎症和破裂。如果病人用糖浆催吐，则可能出现心力衰竭，也可能发生脱水和电解质失衡，并增加严重并发症的危险，如心律失常和猝死。滥用泻药可能导致慢性肠蠕动紊乱和便秘。此外，神经性贪食症病人在自杀和精神活性物质滥用方面风险较高。

二、治疗康复篇

1. 进食障碍需要系统治疗吗？治疗原则是什么？

进食障碍是一种严重的心理行为问题，是病人内在的心理紊乱外化到进食行为问题上。因此治疗上以心理治疗为主，药物治疗为辅，心理治疗可以提高病人的治愈率，巩固疗效和防止复发。

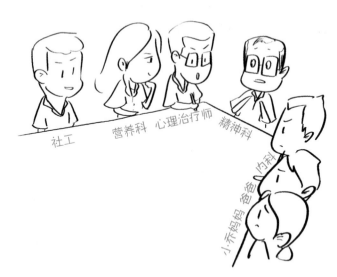

进食障碍的多学科治疗团队

由于进食障碍的临床表现涉及多学科，包括躯体多系统的生理症状、心理和行为症状。因此其治疗需要多学科专业人员之间紧密合作，包括营养师、内科医生、儿科医生、精神科医生、心理治疗师、社工等。因进食障碍与家庭系统有关，因此还要和家庭密切合作，发掘家庭资源，帮助家庭调整家庭互动模式，更好地理解病人的疾病，从而更有效地帮助到病人。

当少数病人的精神症状或躯体状况对生命造成威胁，而病人又拒绝住院治疗，需采取强制性治疗。

2. 进食障碍病人必须要住院治疗吗?

神经性厌食症病人大部分在门诊治疗，目的在于改善心理功能、预防复发。而住院治疗的目的是恢复体重、挽救生命。

如果神经性厌食症威胁到了生命，就该考虑住院治疗了，如果满足下列标准中的任何一条，都应该及时住院治疗：①低体重、BMI 低于 13.5 或厌食行为造成体重迅速减轻，如在之前两个月中体重下降超过 4 kg。②持续的自杀意念。③存在严重的临床并发症，如急性胰腺炎、心绞痛、肺炎、急腹症、明显的水肿、严重电解质紊乱、低血糖、严重的继发感染、意识水平减低等。④需要撤除服用的泻药、厌食药或利尿药。⑤在家有严重的人际问题。⑥门诊治疗失败。

3. 神经性厌食症怎么治?

神经性厌食症的治疗主要针对病人对体形和体重的过度评价以及他们的饮食习惯和一般的心理社会功能进行治疗。

治疗方法分为心理教育、支持治疗、营养治疗、药物治疗、心理治疗(包括认知行为治疗、精神动力性心理治疗、家庭治疗)、自我关怀小组和支持小组。支持治疗的目的是挽救生命、维持生命体征稳定；营养治疗的目的是为了恢复正常的体重；药物治疗在急性治疗期主要强调快速而有效地增加体重，而维持治疗期的作用是防止疾病复发。

(1)躯体辅助治疗。以纠正由于清除行为导致的水、电解质紊乱为主要目的，还可给予口服补钾和静脉输液补钾，必要时胃肠减压。

(2)心理治疗。行为矫正治疗的目的在于戒除暴食—清除行为，纠正营养代谢紊乱及恢复正常的生活节律。

(3)精神药物治疗。对贪食症的进食冲动控制、自伤及其他冲动行为治疗有效。

4. 进食障碍的治疗目标是什么？

在治疗开始时，最重要的是激发病人的治疗动机，对存在营养不良的神经性厌食症病人，要帮助其恢复正常进食行为，恢复体重，逆转营养不良。同时通过各种形式的心理治疗，改善病人的心理功能，改善其人际交往能力。由于进食障碍是易反复发作的疾病，在病人生理、心理、行为症状改善后，仍需要继续接受心理治疗、药物治疗，以巩固疗效，防止复发，并尽量鼓励病人回到原先的社会环境中，在生活中学习人际交往，以及如何适应环境。

5. 进食障碍会用哪些药物治疗？又如何进行心理治疗呢？

目前神经性厌食症的治疗药物主要通过减轻病人的焦虑或情绪症状，以协助饮食恢复或缓解相关的并发症。现用于神经性厌食症治疗的药物可选择如下：①抗抑郁药：选择性五羟色胺再摄取抑制药，如氟西汀、西酞普兰等，用于治疗伴有强迫、抑郁及焦虑症状的神经性厌食症病人，可有助于维持体重、减少复发；三环类抗抑郁药；去甲肾上腺素和特异性五羟色胺能抗抑郁药。②抗精神病药：部分抗精神病药，尤其是第二代抗精神病药，如奥氮平、喹硫平、利培酮等，可能对顽固抵抗体重增加、伴有严重强迫症状、自知力有限或存在妄想性体象障碍的神经性厌食症病人有一定疗效。③其他精神科药物和其他药物如食欲增强药、消化系统药物、激素等。

药物治疗不能明显增加神经性厌食症病人的体重或改善神经性厌食症病人的病理心理，所以在使用药物治疗神经性厌食症的同时必须配合心理治疗。可选用的心理治疗如下：目前针对神经性厌食症最有效的心理治疗是认知行为疗法(CBT)和人际关系心理疗法(IPT)，CBT主要是帮助人们改变其认知，也就是想法和行为，目前是神经性贪食症最佳的治疗方法，IPT对治疗神经性暴食症很有效。其次还有家庭治疗、沙盘游戏治疗、正念认知治疗、互助团体治疗等。

6. 进食障碍康复的标准是什么？

进食障碍会严重影响人体的健康，限制其精神活动的能动性和灵活性，削弱对自己和他人的愉悦感，以及对未知事物的掌控能力。康复是为了帮助病人渴望健康，达到健康的体重，且乐于维持这一体重。

康复的过程是情绪和行为的改善。行为康复的标志是标准化的饮食，持续远离暴食，女性恢复月经。情绪康复的标志是病人能更有效地处理情绪困扰，不再依靠食物来解决情绪问题。

三、家庭照护篇

1. 神经性厌食症早期怎么识别?

处于生长发育期的儿童日常评估显示体重不增或体重下降；否认明显的消瘦或体重下降；总是诉说冷或穿好几层衣服；大多数时间手脚摸起来冰冷，皮肤颜色青紫；有头发掉得越来越多的证据，枕头上或梳子上的头发增多，头发显得稀疏

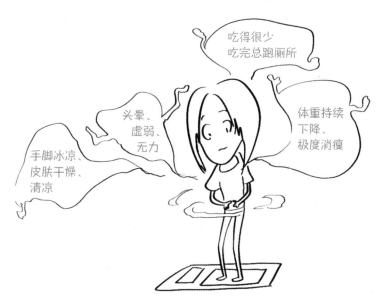

吃得很少
吃完总跑厕所

头晕、
虚弱、
无力

体重持续
下降、
极度消瘦

手脚冰凉、
皮肤干燥、
清凉

神经性厌食症的早期识别

而干燥；脸上或身体上长胎毛(类似新生儿身上的体毛)；哭的时候没有眼泪(因为脱水所致)；皮肤发黄，归因于胡萝卜素浓度增高(因为吃超量的蔬菜，或肝功能差)；头晕眼花；虚弱；限制摄入液体；为他人准备食物但自己却不吃。

2. 神经性贪食症早期怎么识别?

发现有服用泻药、利尿药或减肥药的证据；常抱怨"胃肠感冒"或某些食物"吃了不舒服"；诉说胃灼热样的症状，慢性咽喉痛，声音嘶哑，吞咽困难；脸部浮肿或脸颊肿胀；手背面发红或起茧子；因接触胃酸故嘴唇周围发红；眼睛周围有红色的小出血点，或眼睛充血(因为自我催吐导致压力增高所致)；牙科检查发现有许多龋齿，而在此之前牙齿状况一直良好。

3. 神经性暴食障碍早期怎么识别?

断断续续地节食减肥；进食失控，虽然想控制进食，并许诺要控制，却无法做到；不饿的时候也进食；经常诉说吃得太饱；吃东西很快；悲伤、生气、抑郁的时候吃大量食物；秘密地进食；厨房或冰箱里的食物不见了；在健康儿童的随访中发现体重明显增加，超过预期值。

4. 面对进食障碍病人，如何进行切实有效的交流?

为了保证与进食障碍病人的会谈良性发展，需要打消病人顾虑，尽力让病人理解到你并不想批评他，预先计划好谈话，谈话过程中保持冷静、避免责怪。站在病人的角度，不要用控制会谈的方式疏远病人，简单跟他解释你对他进食问题的感受，你的担心、不安、担忧，避免责怪病人和推卸责任，给病人机会让他谈论一下自己的感受和关心的事，他的进食行为对他的影响，认识到进食障碍对病人可能的消极面，对于病人行为的危害性和危险性，我们不要与病人做徒劳的争执，只需询问他你能怎样帮助他。

5. 在神经性厌食症治疗中家属如何配合？

在病人进食时，要选择一个宽松的、愉快的环境，让病人不自觉地进食，必要时可以放一点轻音乐。其次，多带病人到外面就餐，多接触一些同龄的健康人，多交朋友，以此来鼓励病人进食。平时要多注意病人的情绪反应，不能强制病人进食，并引导其有规则地进行进食，还要按时提醒病人服药，坚持服药，适当地给予开解和引导，最后保证病人有充足的睡眠和休息时间。作为神经性厌食症病人的家属要有耐心，不能急于求成，不要给病人过大的压力。

6. 神经性暴食症容易复发吗？如何自我预防？

神经性暴食症是很容易复发的，首先问问自己是否下定决心要康复，在康复过程中可能有复发，但无论有没有复发，一定要坚持，做好复发的心理准备。先给自己制定一些小目标，慢慢给自己设定宏观一点的目标。同时找个值得信任的人帮你分担压力，还可以找些一同康复的伙伴，让自己觉得不是孤单的，大家可以互相安慰、互相带来正能量，相信神经性暴食症是可以治好的。找出自己暴食的规律，把自己的康复路程和暴食规律一并用日记记下来，要把好的和坏的经历都写下来，它们都很重要，发现这些规律，然后有意识地避开。如果有些活动、有些话题、有些人是你引发暴食的原因，一定要把你自己放在第一位，毫不犹豫地避开他们。

7. 进食障碍病人康复过程中有哪些注意事项？

进食障碍的康复是个漫长的过程，不要低估进食障碍的顽固性。所以当进食障碍病人在康复过程中见成效时不要太早庆祝成功，虽然体重恢复是衡量痊愈的必要条件，但并不等同于痊愈，所以不能把体重恢复等同于康复。

在病人形成自己的进食模式之前，必须学习科学进食，需要有人监督进食。病人在康复过程中会有阻抗，所以愈合的过程很慢，作为家属要在合适的位置保持你的支持系统，表达你的关心和感受、希望。在康复过程中会有退行现象，退行和停滞可以给病人一个缓冲期，让他们蓄积能量为下一阶段的改变做好准备，这反映的是一种内在的智慧，可以帮助病人适应任何阶段的改变。

第九章

疑病症

病魔病魔远离我

　　谭女士，39岁，生育第二胎后，开始出现腰背部、腹部发热感，有时伴疼痛，部位不固定，时好时坏，不好时感觉乏力，走路都困难。近几个月来，热感由腰部到腹部，再向上经过胸口直达喉部，且由原来的温热感变为灼热感、火辣感等，有时感到喉部不适想吐。四处求医，频繁到医院做多项检查，但结果未见明显异常。谭女士认为自己得了绝症，为此非常痛苦。

　　提问：

　　（1）谭女士是否罹患了什么严重的躯体疾病？

　　（2）如何帮助谭女士就医，看哪个科合适？

一、疾病知识篇

1. 什么是疑病症?

对健康的适度担心是人类的一种正常保护功能,但是担心过度就得小心"疑病症"了。疑病症是持久地担心或相信自己患有或即将患有一种或多种严重躯体疾病的焦虑性心理疾病。病人的这种担心往往建立在对于一个或多个躯体症状或体征的错误解释之上。病人反复就医,各种医学检查阴性结果和医生的解释或保证均不能打消其疑虑,仍坚持己见。多数病人起病缓慢,病程持久;少数病人在重大生活事件后亚急性起病,特别是存在明显的身体健康问题诱因时。病人的这种就医行为常带有强迫性,基于对自身健康状况的过分关注和已患病的先占观念,反复就诊求医。现在"健康焦虑症"这一诊断正在逐步取代"疑病症"。

2. 疑病症的主要发病原因有哪些?

疑病症的确切病因尚不清楚,可能跟以下因素有关系:

(1)与一定的发病前个性有关,即疑病型人格。突出表现为过分关注来自躯体的各种感觉并常有异常感觉体验。信守养生之道,崇尚民间健身术,对养生秘诀特别感兴趣。不少疑病者对父母或其他早年养育者比较依赖，养育者过度保护、对待疾病的态度和方式成为疑病障碍的易感因素。同时，易激惹、紧张等气质特点在疑病者身上也较为常见；有的病人易受与健康相关的暗示，而有些则较固执。例如，有的人看到自己身边的人因某一重大疾病去世，就开始觉得自己也有与其一样的症状，担心自己也患有该病并开始四处求医检查。

（2）认为担心得病可以保护自己的健康。这不无道理，经常检查身体可以"早发现，早治疗"，但是这里有一个度的问题——过于谨慎，甚至带有强迫性，长期查不出问题还忍不住要继续看病，就不再是保护自己，而是伤害自己了。

（3）对自己的健康和身体功能抱有完美主义的幻想。有时身上出现瘙痒，长疹子，头晕头痛，恶心，病人便认为是有严重的疾病，事实上我们的身体功能并不是完美的。

（4）病人把不确定的问题视为必然会发生的灾难，因此一旦觉得有任何不对劲，就必须彻底搞清楚，在网上无休止地搜索医疗信息。然而，自然界是充满不确定性的，不清楚的事情并不意味着就是坏事情。

总之，不良个性是疑病障碍发病的基础，心理社会因素起到了诱发和强化作用。

3. 疑病症具体有哪些表现？

大多数人都会对健康或生病感到焦虑，但都是暂时性的，很快可以缓解。疑病症病人对自身健康过分担心，反复纠缠于身体健康和疾病而无法解脱。对健康的过分忧虑、对身体过分关注和感觉过敏、疑病观念是其核心症状。最轻者只是对正常身体感觉的过分关注和觉察；严重者则惶恐不安，对疾病十分害怕；再重者有关于患病的超价观念；极端者可以达到疑病妄想的程度。常伴明显的抑郁和焦虑，病人总是拒绝接受多位不同医生关于其症状并无躯体疾病的忠告和保证，并频繁更换医生寻求保证，害怕药物治疗。疑病观念者确信自己患有某种严重或可怕的疾病，通常夸大躯体不适症状，可能变得对其身体状态更加警觉，以至于出现焦虑、抑郁情绪。一些病人成为门诊的"常客"，携带大量的就诊记录，过分细致地陈述自己的病史。病人要求反复检查，力图用客观检查证实其信念，因此花费了大量而不必要的金钱。各种医学检查阴性和医生的解释，均不能打消其疑虑，甚至怀疑检查医生的临床技术和耐心。病人通过强迫性地检查和寻求保证来减轻焦虑，维持了其疑病症状。病人的疑病症状可涉及躯体的各个系统和器官。其中，以胸腹、头、颈等部位的症状常见。半数以上的病人存在头痛、胸痛、腹部及腰背部疼痛等症状。头晕、眩晕、夜间感到自己的脉搏搏动、咽部异物感、恶心胀气或食欲不振等亦较常见。疾病会限制病人的活动，产生妨碍工作、学习或社会交往等严重的后果。

　　有的病人正好相反，千方百计逃避一切让自己想起疾病的人和事，特别是讳疾忌医，不希望知道任何坏消息，反而耽误治疗。有的病人闭口不谈自己的"病"，觉得说出来也没有人相信，也没有医生能够救自己，彻底陷入绝望，甚至认为"病"是过去自己做错事的惩罚、报应。

疑病症的常见表现

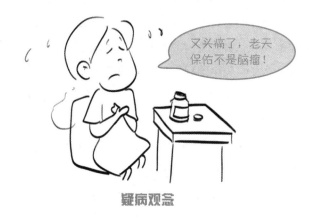

疑病观念

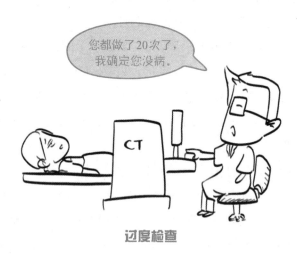

过度检查

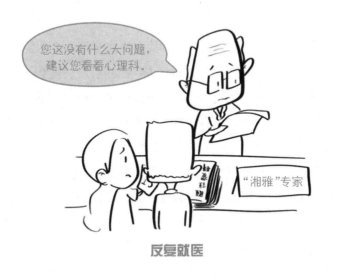

反复就医

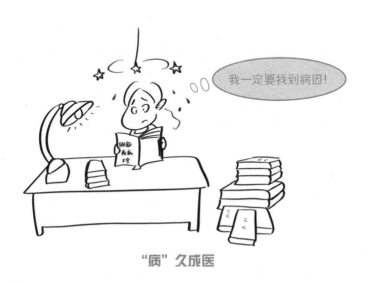

"病" 久成医

4. 疑病症病人是在"装病"吗?

疑病症病人因反复进行各种检查均找不到确切的疾病证据而被误认为是在"装病"。尽管病人自己怀疑的疾病不存在,但是过度担心疾病的想法本身也是一种疾病,并不是"装病"。这种疑病的想法长期存在的话会给病人带来焦虑、抑郁、恐惧等强烈的情绪问题甚至社会问题,不能掉以轻心。

另外要特别注意的是,本来患有疑病症的病人有可能在患病期间又合并有躯体疾病的发生,我们不能简单地一概而论,把病人所有的不适主诉都归因于疑病症而忽视了对病人的积极诊断和处理,耽误治疗。因此对于病人的疑病症状一定要首先确认排除躯体疾病。

5. 疑病症的"催化剂"有哪些?

一方面,对健康的恐惧导致与躯体症状相关的焦虑水平升高,如恶心、心慌、呼吸急促和视物模糊等躯体症状又会被错误地理解为患病的证据,当这个过程快速发生,躯体感觉被灾难化解释时,会进一步让病人感到焦虑或惊恐发作,使症状持续存在。

另一方面,"网络医生"可能催生疑病症。由于现在网络的发达方便,人们一旦感觉到不舒服就会立马上网查询,上网搜索的疾病信息容易被片面曲解,对号入座只会误导病人,加重疑病的倾向。另外,现在可穿戴健康设备方兴未艾,各种放在身上的探测器不断收集生理信息,随时发现健康问题,也可催生新型的疑病症。

此外，要特别警惕以躯体疾病为基础的疑病症病人。有部分疑病症病人身体检查确实有阳性发现，例如，病人担心自己患有肝癌或腹部恶性肿瘤，总觉得腹痛不适，多次检查，可能真的会有胃炎、胆囊炎或胸腹腔某一脏器的囊肿等阳性体征，这可能会更加坚定病人患病的信念。但是阳性体征的严重程度远远不及病人的主诉严重，并且经药物治疗后症状不会缓解或缓解不能持久。不能忽视对这部分病人疑病症状的治疗。

6. 疑病症病人找不到疾病证据就可以放任不管吗？

疑病症非常普遍，但是诊断、治疗率很低，得不到及时正确治疗的话，疑病症状会持续存在，病人会更频繁地去看门诊，反复做各种不必要且昂贵的检查，频繁地转介给不同的专家，导致不必要的住院治疗，除了消耗大量的医疗资源外，更多复杂的检查可能会带来额外的风险，也可能会损害医患关系，导致病人的抱怨甚至投诉纠纷。另外，如果任由疑病症发展，病人的生活质量将受到严重影响。为了治病求医，他们会不惜一切代价，白领放弃工作，农民荒废耕地，等等。这些问题又会带来很大的个人问题或社会问题，进一步加重或合并焦虑、抑郁、敌对、愤怒、强迫等新的心理问题。因此，要积极诊断和治疗疑病症病人。

二、治疗康复篇

1. 疑病症目前有哪些治疗方法？

疑病症病人担心自己患有严重的躯体疾病，而实际上没有，本病的治疗一直是个难题。虽然病人对疾病的恐惧和怀疑是毫无根据的，但很多病人并不愿寻求精神科的治疗。如果不治疗，它的危害和影响也是相当广的。治疗应该是综合药物治疗、心理治疗、物理治疗和精神心理康复等各种治疗手段的长期干预过程。

（1）药物治疗。药物治疗主要采用抗焦虑药和抗抑郁药，以缓解病人伴发的焦虑和抑郁情绪。对有偏执倾向病人，可以使用小剂量非典型抗精神病药物治疗。

（2）心理治疗。目的是让病人了解所患疾病的性质、去除或减轻心理因素的影响，有效措施包括纠正疑病的错误观念、控制检查行为、鼓励病人以建设性的方式应对症状，对病人的反复安慰、保证帮助不大。认知治疗和应激行为处理是两种有效的心理治疗手段，尤其是认知治疗效果更加显著。精神分析治疗、森田疗法等也是常用的心理治疗手段。

（3）其他治疗手段。经颅磁刺激治疗、生物反馈治疗等物理治疗方法；放松训练、正念练习等其他精神心理康复治疗手段都能很好地帮助病人缓解焦虑、抑郁、恐惧等情绪，改善心理社会功能，从而进一步巩固治疗效果。

2. 治疗疑病症需注意哪些问题?

（1）遵循早期、规范、足疗程、综合治疗的原则。当病人出现找不到躯体疾病证据的躯体不适症状，或者长期严重的躯体不适但客观检查结果只是一些很多人都会有的比较轻微的器质性问题(比如一般的胃炎、肠炎、随着年龄增加的退行性改变等)，根本不会导致明显躯体不适时，要及早到精神心理专科诊治。疑病症的治疗比较复杂，而且起效慢，需要长期坚持，一定要严格遵照医生的医嘱，不可随意中断治疗或自行调整治疗方案。

（2）警惕药物不良反应强化病人的疑病信念。一方面尽量选用药物不良反应小的药物。另一方面，选用药物时尽可能向病人详细说明和分析可能会出现的药物不良反应，并让病人充分参与治疗决策，帮助病人理性看待药物不良反应引起的躯体不适感。还可以尽可能地预防性使用某些预防不良反应的药物或某些康复治疗手段改善病人的主观感受，预防或减轻药物不良反应。

（3）重视心理和社会因素的评估。病人确诊后要及时引入心理社会因素致病的话题，与病人充分讨论心理社会因素与躯体症状之间的关系，鼓励病人把他们的疾病看成是涉及躯体、心理和社会因素的疾病。另外家庭成员有可能强化病人的疾病行为，因此要加强对家庭成员的相关教育。

（4）要重视与病人建立良好的关系。疑病症病人本来就不相信医生的解释，如果我们医务人员不注意对病人的态度则更加会引起病人的怀疑和不信任，不但不能帮助到病人可能还会加强病人的疑病信念。所以，医护人员要充分理解和接纳病人的感受，千万不要否认、指责病人，对病人的态度既要体现对他们的关心，又要注意保持权威，增强病人的信任感。特别要注意的是不能为了得到病人的认可而一味地迁就病人。

（5）医生要适当控制病人的要求和处理措施。要避免承诺安排过多不必要的检查，可以定期约见病人，提供必要的检查和处理但不能太频繁或有求必应，一方面可以避免误诊、减轻病人焦虑，另一方面可以避免强化病人的疾病行为。

3. 哪些因素影响疑病症病人的预后？

疑病症的发病原因比较复杂，治疗也是一个长期的过程，预后影响因素同样不简单。

首先，病人的个性是影响预后的主要因素。个性比较固执、不能灵活变通、不善于学习和接受新观念的病人，对于躯体症状和感知的错误解读很难被纠正。

其次是治疗过程中的经历或经验也会影响预后。疑病症的病人本就敏感多疑、受暗示性强，病人在治疗过程中可能会出现疗效的波动、药物的不良反应。

再次，良好的家庭社会支持有利于疑病症病人的预后。家人的理解、接纳和关心可以有效缓解疑病症病人的焦虑、恐惧等情绪问题，提高病人应对疾病的效率。但是要注意因为过度关心或无原则的迁就而强化病人的疾病行为。

4. 疑病症病人如何进行康复治疗？

人格基础对疑病症病人的起病和预后都有着重要影响，急性期和巩固维持治疗期的康复治疗对帮助病人坚持治疗、克服人格缺陷、应对疾病带来的一系列情绪和心理社会问题起到了关键的作用。

急性期病人疑病观念明显，病人有明显的焦虑、恐惧心理，甚至由此导致不停看病、检查等强迫性行为，影响到人际交往、正常的生活和工作安排。然而这时病人很难接受药物治疗和心理治疗。这个时候，适当安排病人参加疑病症团体康复治疗项目，让病人看到还有很多人都有和他一样的情况，慢慢让病人接受疑病症的事实，配合治疗；还可根据病人的兴趣爱好适当安排一些作业治疗、手工治疗、艺术治疗等康复项目，转移病人注意力，促进人际交往，帮助缓解焦虑、恐惧等情绪。

急性期治疗过后，病人疑病症状和焦虑、恐惧的情绪有所改善，针对病人敏感、多疑、固执、过于谨慎等个人性格的缺陷安排一些成长性的康复治疗，并鼓励病人长期坚持，逐步认识到自身的个性特征对疾病的影响，并逐步成长优化自己的人格。

三、家庭照护篇

1. 家属如何与疑病症病人相处？

很多不了解疑病症的家属会误认为病人在没病装病，大部分病人也不愿考虑和承认他们的问题除了躯体因素外，还会由其他心理社会因素引起。这会影响到家属与病人的相处，也会影响病人的康复。

一方面，家属要理解、接纳病人的疑病想法和痛苦体验，要认识到这是一种病，需要得到治疗，需要我们的帮助。帮助病人引出有关躯体健康的担心和信念，营造一个能让病人充分表达的安全环境，不要阻止病人表达。病人常伴有焦虑或抑郁情绪，平时应多予以鼓励和支持。与病人讨论他的担忧和想法以及这些想法的来源，让病人认识疾病的本质。

另一方面，病人可能从自己得病这一过程中发现可以得到家人对自己前所未有的好和关心照顾，能逃避某些责任和担当，而加强病人的疾病意识和行为。家属要注意避免对病人的过度保护和袒护。

2. 家属如何照顾疑病症病人？

要坚持长时间的治疗和复查对病人来说是很难的事情，如果没有家人的大力支持是很容易中断的。鼓励和陪伴病人参加比较长时间的心理治疗和康复治疗是病人得到全面康复的有力保证。

某些生活事件，如亲人或身边比较亲近的朋友同事重病或去世，容易诱发或加重病人的疑病想法，家属要多关注病人的反应，引导病人诉说并鼓励深入讨论他的想法和感受。

平时生活中要鼓励病人多参与一些人际交往等社会活动，要鼓励病人承担一定的生活和工作责任，避免让病人产生从疾病中获益的感受而强化疾病行为。当病人遇到比较大的压力、挫折和困难时要及时给予支持、鼓励和帮助。

根据情况安排病人定期进行全面身体检查，让病人放心，帮助病人学会带着疑病想法正常生活。

3. 家属如何帮助疑病症病人应对疾病?

相当一部分病人疑病想法是很难根除的，它可能会伴随病人一辈子，家属如何帮助病人应对呢?

(1)引导病人思考对疾病的恐惧、担忧给自己带来了什么代价：花了太多时间穷思竭虑，怕这怕那，给生活造成了严重影响，结果令自己无法享受人生，甚至变得悲观。而且，无休止的就医行为不但浪费大量时间金钱，还给别人造成很大的麻烦。

(2)帮助病人把自己担心的问题推迟到某个时间才处理，例如，把看医生的计划推迟到一周以后或一个月以后，到时可能担心的问题已经变得不要紧了。

（3）让自己感觉无聊，便可消除焦虑。引导或者陪伴病人重复思考担心的问题，如癌症，思考 20 分钟之后，病人可能会觉得没意思，实在是太无聊了。

4. 疑病症病人如何自救？

（1）改变认识。病人应逐渐了解所患疾病的性质，改变错误的观念，对自己的身体状况有一个相对正确的评估。医生应在适当的时机给病人解释诊断结果，不能在各项检查之前或病人未能诉说苦恼之前轻易做出诊断。此外，家人应对疑病症有所了解，给予病人积极的心理支持，帮助他们摆脱痛苦。

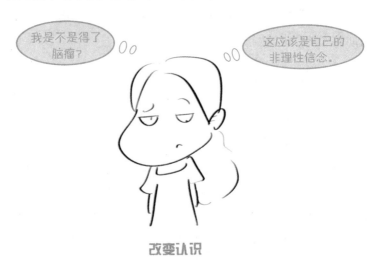

改变认识

（2）完善个性。疑病症病人常常有敏感、多疑、悲观、过于谨慎等性格特点。任何事情只看到不好的一面，总是往坏处想，这是形成疑病症的重要原因。所以，疑病症病人要完善自己的性格，培养乐观的生活态度，增强生活的信心，多和朋友进行交流，培养幽默感，消除悲观情绪和不良心理，有条件时参加一些成长性的康复治疗和学习。

（3）丰富生活。疑病症病人应建立新的生活方式，培养广泛的兴趣爱好，转移自己的注意力。比如选择一项业余爱好，或者参与到其他同龄人的集体活动中去，这样既能开阔视野，又能让人精神振奋，淡忘自己的不适症状。

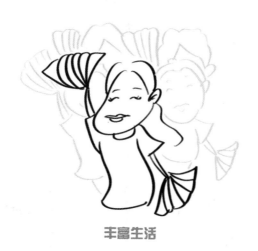

丰富生活

（4）自我暗示。疑病症病人普遍容易接受暗示，因此坚持每天给自己一些积极的自我暗示，比如，"感觉今天精神很好""我没有病，我是健康人"等，对缓解疑病情绪有很好的效果。

（5）选择合理解释。在排除躯体疾病或确认躯体问题无关紧要时，对自己的疑病想法选择合理性的解释，并不断说服自己。

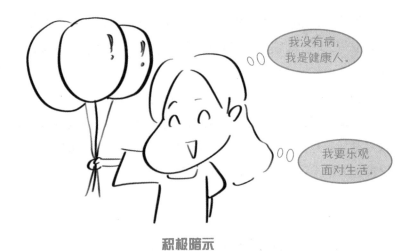

积极暗示

（6）专业治疗。疑病症病人应至专业医疗机构进行专业咨询，服用适当的药物治疗。

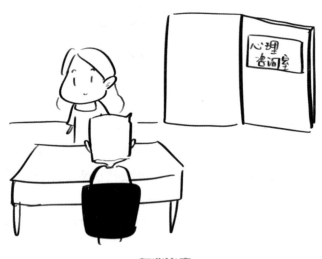

专业治疗

5. 如何预防疾病复发?

(1)找出与起病有关的社会心理因素, 例如, 个性特征、对疾病和健康的不合理认知、对家人朋友健康问题或死亡的错误看法、自己应对问题的方式等, 领悟真正的问题所在, 将注意力从躯体症状转移到面对真正的社会心理因素。

(2)坚持常规的药物治疗和成长性的学习和心理康复治疗, 定期随访但避免频繁的门诊。

(3)避免不必要的诊断检查或对每一症状的对症处理。

(4)存在焦虑、抑郁情绪者可适当服用抗焦虑药和抗抑郁药。

(5)承担必要的生活和工作责任, 让病人生活工作充实不无聊。

第十章

孤独症

来自星星的孩子

　　小乐，男性，6 岁，因语言表达能力差就诊。围产期及身体发育正常。2 岁时不会说完整句子，3 岁进幼儿园后很少与其他儿童一起玩耍。平时到公园或上街时从不关注周围的同龄儿童，见到其他儿童在一起玩耍时，没有表现出想参与的愿望。与亲人和周围的人很少有目光的接触，客人来访时从来没有表示迎接的行为或感到高兴的情感反应。当需要东西时不会用语言说出来，而是拉着大人的手走到自己想要的东西前。喜欢玩纸盒或排列麻将牌，有时一个人可以玩耍两三个小时，在玩耍时父母叫他或同他讲话都不予理睬。曾因此而怀疑为先天性耳聋，到耳科就诊并接受听力检查，但未发现异常。精神检查见病人只会说妈妈、爸爸，或说一些物品的名字，认识 100 多个字，但不会说出完整的一句话。无重大疾病史，无精神和神经疾病家族史。

请思考：

(1) 小乐出现了什么问题？能治好吗？

(2) 作为小乐的家人应该如何帮助他呢？

一、疾病知识篇

1. 什么是孤独症?

儿童孤独症也称儿童自闭症,是一类以社会交往障碍、沟通障碍和局限性、刻板性、重复性行为为主要特征的神经发育障碍,是广泛性发育障碍中最有代表性的疾病。孤独症一般起病于 3 岁前,而大多数患儿在 7~8 个月龄时就可能表现异常。

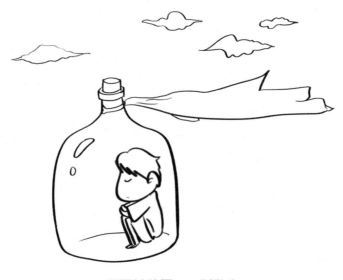

星星的孩子——孤独症

据估计，中国的孤独症病人已超过 1400 万，其中 14 岁以下病人超过 200 万，每 68 名儿童就有 1 个，而且男女发病率差异显著，在我国男女患病率比例为 4∶1。孤独症儿童仿佛永远都沉浸在自己孤独的世界里，常常被称为"星星的孩子"，但他们不是把自己封闭起来，不是不爱理人，只是缺乏与人沟通的能力，目前认为孤独症病人存在两大核心缺陷：社交障碍与刻板行为，还有些病人伴有智力缺陷和言语障碍。

2. 人为什么会得孤独症？

虽然孤独症的病因还不完全清楚，但目前的研究表明，某些危险因素可能与孤独症的发病相关。这些危险因素可以归纳为如下几个方面：

（1）遗传因素。遗传双生子研究显示，孤独症在单卵双生子中的共患病率高达 61%～90%，而异卵双生子则未见明显的共患病情况。在兄弟姐妹之间的再患病率为 4.5% 左右。这些现象提示孤独症存在遗传倾向性。研究显示，某些染色体异常可能会导致孤独症的发生。

（2）感染与免疫。早在 20 世纪 70 年代末就有研究发现，孕妇患病毒感染后，其子代患孤独症的概率增加。后来数个研究均提示，孕期感染与孤独症发生可能有一定的关系。目前已知的相关病原体有风疹病毒、巨细胞病毒、水痘—带状疱疹病毒、单纯疱疹病毒、梅毒螺旋体和弓形虫等。目前推测，这些病原体产生的抗体，由胎盘进入胎儿体内，与胎儿正在发育的神经系统发生交叉免疫反应，干扰了神经系统的正常发育，从而导致了孤独症的发生。

（3）孕期理化因子刺激。受孕早期孕妇若有沙利度胺（反应停）和丙戊酸盐类抗癫痫类药物的用药史以及酗酒等，可导致子代患孤独症的概率增加。

3. 孤独症有哪些表现？

孤独症一般起病于 36 个月以内，主要表现为三大类核心症状，即社会交往障碍、交流障碍、兴趣狭窄和刻板重复的行为方式。

（1）社会交往障碍。患儿在社会交往方面存在质的缺陷。在婴儿期，患儿回避目光接触，对人的声音缺乏兴趣和反应，没有期待被抱起的姿势，或抱起时身体僵硬，不愿与人贴近。在幼儿期，患儿仍回避目光接触，呼之常无反应，对父母不产生依恋，缺乏与同龄儿童交往或玩耍的兴趣，不会以适当的方

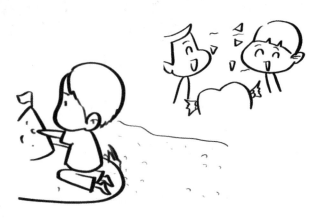

社会交往障碍

式与同龄儿童交往，不能与同龄儿童建立伙伴关系，不会与他人分享快乐，遇到不愉快或受到伤害时也不会向他人寻求安慰。学龄期后，随着年龄增长及病情改善，患儿对父母、同胞可能变得友好而有感情，但仍明显缺乏主动与人交往的兴趣和行为。虽然部分患儿愿意与人交往，但交往方式仍存在问题，他们对社交缺乏理解，对他人情绪缺乏反应，不能根据社交场合调整自己的行为。成年后，患儿仍缺乏交往的兴趣和社交的技能，不能建立恋爱关系和结婚。

（2）交流障碍。

①非言语交流障碍：患儿常以哭或尖叫表示他们的不舒适或需要。稍大的患儿可能会拉着大人手指向他想要的东西而缺乏相应的面部表情，表情也常显得漠然，很

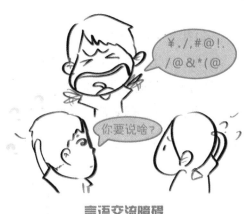

言语交流障碍

少用点头、摇头、摆手等动作来表达自己的意愿。②言语交流障碍：患儿言语交流方面存在明显障碍，包括语言理解力不同程度受损；言语发育迟缓或不发育，也有部分患儿2~3岁前曾有表达性言语，但以后逐渐减少，甚至完全消失；言语形式及内容异常，患儿常常存在模仿言语、刻板重复言语，语法结构、人称代词常用错，语调、语速、节律、重音等也存在异常；言语

运用能力受损：部分患儿虽然会背儿歌、背广告词，但却很少用言语进行交流，且不会提出话题、维持话题或仅靠刻板重复的短语进行交谈，纠缠于同一话题。

（3）兴趣狭窄及刻板重复的行为方式。患儿对一般儿童所喜爱的玩具和游戏缺乏兴趣，而对一些通常不作为玩具的物品特别感兴趣，如车轮、瓶盖等圆的可旋转的东西。有些患儿还对塑料瓶、木棍等非生命物体产生依恋行为。患儿行为方式也常常很刻板，如用同一种方式做事或玩玩具，要求物品放在固定位置，出门非要走同一条路线，长时间内只吃少数几种食物等。并常会出现刻板重复的动作和奇特怪异的行为，如重复蹦跳、将手放在眼前凝视、扑动或用脚尖走路等。

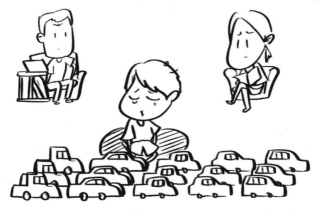

重复刻板行为

（4）其他症状。部分患儿在感觉方面存在异常，如对触觉、嗅觉等感觉方面存在过弱、过强或者异常的情况。约 3/4 该症患儿存在智力发育的落后；1/3～1/4 患儿合并癫痫。部分患儿在智力低下的同时可出现智能发展的不平衡——"孤独症才能"，如在音乐、计算、推算日期、机械记忆和背诵等方面呈现超常表现，被称为"白痴学者"。

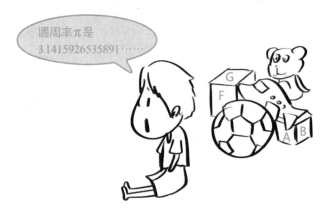

孤独症才能

4. 如何早期识别孤独症?

孤独症社交不足行为和部分刻板行为在早期即可出现，早期筛查可以发现这些异常，2 岁或 2 岁前早期诊断可靠。在初筛过程中应对儿童进行观察并且检查有无相应月龄的预警征象，该年龄段任何一条预警征象阳性，提示有发育偏异的可能。预警征象可由专业人员、父母、其他代养人、老师等任何人提出，从而采取早期干预(表 10-1)。

表 10-1　儿童心理行为发育问题预警征象筛查表

年龄	预警征象
3 个月	1. 对很大声音没有反应
	2. 逗引时不发音或不会笑
	3. 不注视人脸，不追视移动人或物品
	4. 俯卧时不会抬头
6 个月	1. 发音少，不会笑出声
	2. 不会伸手及抓物
	3. 紧握拳不松开
	4. 不能扶坐
8 个月	1. 听到声音无应答
	2. 不会区分生人和熟人
	3. 双手间不会传递玩具
	4. 不会独坐
12 个月	1. 呼唤名字无反应
	2. 不会模仿"再见"或"欢迎"动作
	3. 不会用拇食指对捏小物品
	4. 不会扶物站立
18 个月	1. 不会有意识叫"爸爸"或"妈妈"
	2. 不会按要求指人或物
	3. 与人无目光对视
	4. 不会独走

年龄	预警征象
2 岁	1. 不会说 3 个物品的名称
	2. 不会按吩咐做简单事情
	3. 不会用勺吃饭
	4. 不会扶栏上楼梯/台阶
2 岁半	1. 不会说 2~3 个字的短语
	2. 兴趣单一、刻板
	3. 不会示意大小便
	4. 不会跑
3 岁	1. 不会说自己的名字
	2. 不会玩"拿棍当马骑"等假想游戏
	3. 不会模仿画圆
	4. 不会双脚跳

5. 孤独症与智力障碍有区别吗？

孤独症儿童与智力障碍儿童既有相似之处，又有明显区别。

（1）相似之处：①同属神经发育性疾病。②智力发展方面，孤独症儿童中约有 3/4 的孩子存在不同程度的智力落后情况，而精神发育迟滞儿童的智力普遍存在落后状况。③低心理年龄是孤独症儿童与智力障碍儿童的共同特点。④教育康复前生活自理能力普遍较差。

（2）不同之处：①孤独症儿童的本质是不会与别人交往，缺乏与人交往的方式方法，不会主动与人发展社交，而精神发育迟滞儿童会希望与别人交往。②孤独症儿童多伴有语言障碍，往往缺乏正确表达述求的方法，不能正确表达自己的需求，而精神发育迟滞儿童很少有语言障碍，他们大多能有效地表达自己的要求。③孤独症儿童很多存在刻板的行为及方式，很多患儿对环境的适应能力较差，难以接受环境的改变，而智力障碍儿童一般不存在这方面的问题。④部分孤独症儿童呈现出"岛状功能"，即在某一专业学科方面具有超常能力，而未见弱智儿童具有超常功能的报道。⑤孤独症儿童不善于表达自己的情感，而精神发育迟滞儿童比较善于表达自己的情感。

二、治疗康复篇

1. 孤独症能治好吗?

儿童孤独症一般预后较差。近年来,随着诊断能力、早期干预和康复训练质量的提高,儿童孤独症的预后正在逐步改善。部分孤独症患儿的认知水平、社会适应能力和社交技巧可以达到正常水平。

充分了解影响患儿预后的因素,积极采取治疗措施,对改善患儿病情、促进患儿发展具有重要的意义。儿童孤独症的预后受到多种因素的影响,包括如下几点:①诊断和干预的时间,早期诊断并在发育可塑性最强的时期(一般为6岁以前)对患儿进行长期系统地干预,可最大程度改善患儿预后。对于智力轻度障碍或接近正常的孤独症患儿,早期诊断和早期干预尤为重要。②早期言语交流能力,早期言语交流能力与儿童孤独症预后密切相关,早期(5岁前)或在确诊为儿童孤独症之前已有较好言语功能者,预后一般较好。③病情严重程度及智力水平对孤独症患儿的预后影响很大。病情越重,智力越低,预后越差;反之,患儿病情越轻,智力越高,预后越好。④有无伴发疾病,孤独症患儿的预后还与伴发疾病相关。若患儿伴发脆性 X 染色体综合征、结节性硬化病、精神发育迟滞、癫痫等疾病，预后较差。

2. 孤独症有哪些治疗方法？

儿童孤独症的治疗以教育干预为主，药物治疗为辅。因孤独症患儿存在多方面的发育障碍及情绪行为异常，应当根据患儿的具体情况，采用教育干预、行为矫正和药物治疗等相结合的综合干预措施。

3. 孤独症儿童为什么要进行教育干预？原则有哪些？

教育干预的目的在于改善核心症状，同时促进智力发展，培养生活自理和独立生活能力，减轻残疾程度，改善生活质量，力争使部分患儿在成年后具有独立学习、工作和生活的能力。教育干预要遵循以下原则：

（1）早期长程。应当早期诊断、早期干预、长期治疗，强调每日干预。对于可疑的患儿也应当及时进行教育干预。

（2）科学系统。应当使用明确有效的方法对患儿进行系统的教育干预，既包括针对孤独症核心症状的干预训练，也包括促进患儿身体发育、防治疾病、提高智能、促进生活自理能力和社会适应能力等方面的训练。

（3）个体训练。针对患儿在症状、智力、行为等方面的问题进行评估，在评估的基础上开展有计划的个体训练。对于重度儿童孤独症患儿，早期训练时的师生比例应当为 1:1。小组训练时也应当根据患儿发育水平和行为特征进行分组。

（4）家庭参与。应当给予患儿家庭全方位的支持和教育，提高家庭参与程度，帮助家庭评估教育干预的适当性和可行性，并指导家庭选择科学的训练方法。家庭经济状况、父母心态、环境和社会支持均会影响患儿的预后。父母要接受孩子患病的事实，妥善处理患儿教育干预与生活、工作的关系。

4. 孤独症儿童早期综合干预的方法有哪些?

（1）早期介入丹佛模式。适用于发展年龄为 12~60 月龄的孤独症患儿。重点是在自然场景下开展以人际关系为基础、以发育为框架的干预活动，并将行为干预技术整合其中。干预过程中使用发育课程评估表，制定各发育年龄阶段需教授的技能作为日常教学活动的导航标，同时配套基本教学流程，提供教学准确度评估和资料收集系统，以保证不同干预者之间实施干预的一致性和可靠性。早期介入丹佛模式整合了以人际关系为主的发育模式及应用行为分析策略，其核心特点包括如下几个方面：①自然地运用行为分析策略。②熟知正常发育顺序。③父母密集参与。④重点强调人和人之间的互动及积极情感。⑤在共同活动中平等参与。⑥在积极的、以情感为基础的关系中展开沟通交流和语言的学习。

（2）关键反应训练。强调在自然环境中执行行为分析的原则和技术，并指出孤独症患儿的关键技能主要包括学习动力、注意力、自我控制能力和语言行为的主动性，在上述技能领域中获得的进步可能泛化或影响其他领域的技能和行为。PRT的操作技巧主要包括七个方面：①简短清晰的指令或问题。②

穿插训练新旧技能。③培养对外界事物与人的多方面注意力。
④分享控制权。⑤有条件的奖励。⑥充分运用自然的奖励物。
⑦奖励儿童的合理努力。

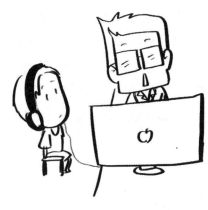

听觉综合训练

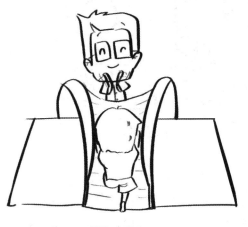

感觉综合训练

（3）学龄前孤独症沟通干预。是一项由父母进行的、以沟通为基础的干预，针对孤独症患儿的社交互动和沟通能力缺陷，其依据是，当父母与孤独症患儿的沟通方式适应了他们的缺陷后，他们的沟通和社交发展会得到改善。学龄前孤独症沟通干预的主要目标是帮助家长使他们的沟通方式适应孩子的缺陷，并且提高回应孩子的敏感度和反应性；沟通干预的重点是通过眼神注视、分享、展示和给予来改善共享式注意的能力，并鼓励家长使用适合孩子理解水平的语言，引导家长使用促进孩子沟通和参与的策略，如活动常规、反复的语言描述、变化、停顿和核实等。

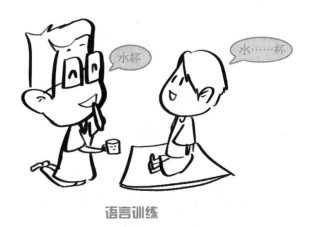

语言训练

（4）家长教育。专业人员应坦诚告诉家长其孩子出现的发育问题，并耐心解释后续评估和及早开始针对性行为干预的重要性。派发给家长一些科普阅读材料，让家长对孤独症的临床

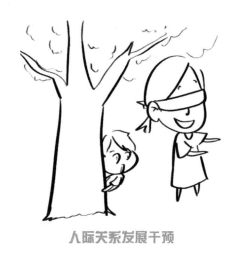

人际关系发展干预

症状有所了解有助于其做出准确描述，从而使后续的综合评估更为有效地进行。随着大众媒体对于孤独症的介绍增多，人们对孤独症方面的基本知识都有一定的了解，并在有疑问时上网搜集相关信息。因此，为家长提供科学有效的信息资源是专业人员的义务。总之，孤独症干预是长期的过程，临床医生在制订干预计划以及对家庭、个人的支持方面发挥着积极作用。

5. 药物治疗对孤独症患儿有什么作用？

　　0~6岁患儿以康复训练为主，不推荐使用药物。若行为问题突出且其他干预措施无效时，可以在严格把握适应证或目标症状的前提下谨慎使用药物。6岁以上患儿可根据目标症状，或者合并症影响患儿生活或康复训练的程度适当选择药物。

　　药物治疗对孤独症仅仅是辅佐治疗手段，它对于该症的病

程可能无实质性影响，但在某种程度上可以控制某些症状，有
利于训练干预的开展，提高干预的效果。如抗精神病药物可以
减少自伤、攻击行为，改善强迫动作、重复动作、刻板行为等。

三、家庭照护篇

1. 孤独症如何预防?

孤独症是一种广泛性发育障碍的代表性疾病,孕期做好保健预防是降低孤独症出生风险的重要措施。在女性怀孕早期,即胚胎神经管形成和发育期,应避免滥用药,特别是抗癫痫类药物;避免病毒性感染;避开冷热温差变化较大的环境;避免接触铅、汞以及搬入新装修的房屋;以及避免受重大精神刺激和创伤等。

2. 家属如何照顾孤独症儿童?

(1)耐心与爱。孤独症孩子常常会做出在常人看来比较异常的举动,像无缘无故转圈,持续不断的跺脚,按开关、电梯等。但孩子出现怪异举动时,家长不能像对待正常孩子一样惩罚或责骂,需要耐心地阻止和纠正。孤独症的孩子虽然有语言障碍,但同样能感知父母的爱,如果随便地打骂孩子,容易对孩子的心理造成影响。

(2)关注需求。如果孩子的举动比较偏激,很多行为都难以理解,并不代表他们一定是无理取闹。作为家长要常常站在他们的角度来思考异常行为背后的需求。从解决需求入手,更容易对孩子行为进行管理。

（3）转移注意力。如果孩子有激烈的破坏行为，直接去劝阻大多起不了作用，可能还会引发孩子的攻击行为。家长可以转移他们的注意力，例如，用他们感兴趣的物品或事物转移他们的视线，避免直接地阻止。

（4）合理引导。大多数孤独症孩子会有不同程度的智力障碍，虽然如此，但部分孩子还是能感知父母是爱他们的，所以可以尽量对他们进行引导，让他们知道什么可以做，什么事情不可以做，让他们知道事情的严重性。

（5）创造社交机会。绝大部分孤独症孩子会缺乏交往能力，父母可以创造机会，适当让孩子多接触身边的人，引导孩子与其他人相处，可以带孩子参加亲人或同龄孩子的聚会，在与同龄人相处的过程中指导孩子人际交往的技巧。

3. 如何对孤独症孩子进行语言训练?

孤独症的语言训练很重要，会影响孩子需求的表达和人际交往，那么孤独症患儿的语言训练方法有哪些呢？

（1）不断地对孤独症儿童说话，其效果不是立竿见影的，必须假以时日才会慢慢开花结果。

（2）选择切合情境的话题，眼前看得见、容易了解的自然话题为佳。尤其是以儿童感到关心或喜欢的事物作为话题，效果更好。不仅大人要对儿童说话，而且希望儿童说的话，大人也可以模仿孩子的口气说给他听，让他知道这时候他应该说什么。

（3）适当重复即可，父母为使儿童学会说话，同样的话语叫儿童说五次、十次，有时反而使自闭症儿童拒绝说话。比对一般的儿童多说一两次即可，同样的事在同一个地方不要重复两次以上。但碰到同样的事情或同样的情况发生时，需要重复地提醒。不必刻意教学，只要在适当的环境下，不断地、自然地对他说话，让儿童了解语言的意义，便可期待他逐渐会说出话来。

（4）不必矫正发音，即使说不好，有表达意思的姿态即可，若刻意矫正发音，说不定反而会抹杀好不容易培养的说话动机。只要他肯说话，发音不准确的缺陷久而久之会改善过来。家长或大人只要自己提供正确的说话模板即可，但千万不要学儿童说娃娃语。即使只发语首音或语尾音，也表示他有表达意思的动机，便要赶快给予鼓励。

（5）有耐心地听他说话，孤独症儿童虽然表达能力差，但想说话时大人要有耐心地听他说话。反复地问同样的问题时，大人也要认真地回答。这样，对自孤独症儿童说话时，他才可能比较愿意以语言或非语言的姿势、表情、手势等方式来回答。

4. 家庭成员如何对孩子进行社交训练？

（1）将社交融入到日常生活中。只要和孩子发生接触了，就可以对孩子进行社交训练，包括吃东西、玩耍、散步、购物、做家务等。在和孩子的互动中，设置一些游戏，让孩子觉得和父母的互动是有趣的、快乐的，这样才能坚持下去。

（2）重视眼神交流。跟自闭症儿童一起游戏、拿任何东西给他、请他做任何事、帮他做任何事时，要常常直视他的眼睛对他说简单的话。孤独症儿童常常不看人，有时不是不看，而是看的时间非常短暂。要将注意力放在患儿身上，只要在不太远的地方，很自然地喊他的名字，配合当时的情境对他说话即可。

（3）增加与人交流的机会。不要包办孩子的需求和活动，在生活中制造孤独症儿童需要别人协助的情景，引发他自行跟别人沟通。如把儿童喜欢的食物放在很难拧开的瓶中，让他要求别人协助，增加孩子人际交往的机会，并且逐渐让这样的交流需要互动多个来回才能完成，设计更多的交往机会。

（4）了解患儿的喜好，针对性地进行亲密训练。观察孤独症儿童较容易与哪些人接触及接触身体的部位是哪些，然后让儿童慢慢适应，再逐渐接触不同的人及身体的不同部位。也可观察儿童较容易接受什么物件，并由这些物件开始进行训练，当他完全接纳后，便逐渐让他接触其他物体。通过这些训练逐渐在日常生活中提高接纳亲近的程度。

（5）建立适当的社交反应。在与人交往中，以动作和话语回应别人的要求，如亲吻别人、礼貌的道谢；明白别人的需要，并做出适当回应；按规则轮流玩游戏；在父母的指示下完成简单工作，如丢垃圾、收拾玩具、摆放餐具。

（6）接触陌生人或进入陌生环境前，提前告诉孩子可能遇到的人和发生的事情，以减少其不安。

第十一章

多动症

原来"调皮"不是我的错

小王今年 7 岁，是小学二年级学生，在家除了睡觉时间能安静一会儿，其他时候一直是乱跑乱跳，在学校也不听老师的管教，好动，坐不住，调皮捣蛋，上课注意力不集中、做小动作，在座位上扭来扭去，经常乱跑，写作业磨蹭，拖拉，成绩特别差，还容易冲动，经常和其他同学打架，父母经常被叫到学校去谈话。

请思考：

(1) 小王出现了什么问题？是性格问题还是生病了？

(2) 假如你是小王的家人，如何帮助小王？

一、疾病知识篇

1. 什么是多动症?

注意缺陷多动障碍（ADHD），在我国称为多动症，是儿童期常见的一类心理障碍。表现为与年龄和发育水平不相称的注意力不集中和注意时间短暂、活动过度和冲动，常伴有学习困难和适应不良。这类患儿的智能正常或基本正常，但学习、行为及情绪方面有缺陷。在家庭及学校均难与人相处，日常生活中使家长和老师感到管理困难。有人把这种失调比喻为一个交响乐失去协调性及和谐性。国外资料报告患病率为5%～10%。国内也认为学龄儿童发病者相当多，约占全体小学生的1%。男孩远较女孩多。

2. 多动症有哪些表现?

（1）注意缺陷。表现为与年龄不相称的明显注意集中困难和注意持续时间短暂，是本症的核心症状。患儿常常在听课、做作业或其他活动时注意力难以持久，容易因外界刺激而分心。在学习或活动中不能注意到细节，经常因为粗心发生错误。注意力维持困难，经常有意回避或不愿意从事需要较长时间持续集中精力的任务，如课堂作业或家庭作业。做事拖拉，不能按时完成作业或指定的任务。患儿平时容易丢三落四，经常遗失玩具、学习用具，忘记日常的活动安排，甚至忘记老师布置的家庭作业。

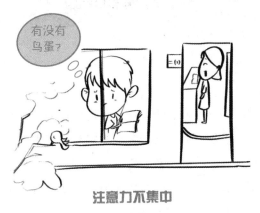

注意力不集中

(2)活动过多。患儿表现为经常显得不安宁，手足小动作多，不能安静坐着，在座位上扭来扭去。在教室或其他要求安静的场合擅自离开座位，到处乱跑或攀爬。难以从事安静的活动或游戏，一天忙个不停。

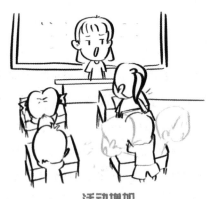

活动增加

漫话心理健康

（3）行为冲动。在信息不充分的情况下快速地做出行为反应。表现冲动，做事不顾及后果，凭一时兴趣行事，为此常与同伴发生打斗或纠纷，造成不良后果。在别人讲话时插嘴或打断别人的谈话，在老师的问题尚未说完时便迫不及待地抢先回答，不能耐心地排队等候。

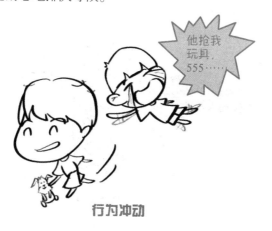

行为冲动

注意缺陷、活动过多和行为冲动是多动症的核心症状，具有诊断价值。

（4）学习困难。因为注意障碍和多动影响了患儿在课堂上的听课效果、完成作业的速度和质量，致使学业成绩差，常低于其智力所应该达到的学业成绩。

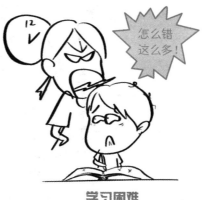

学习困难

（5）神经系统发育异常。患儿的精细动作、协调运动、空间位置觉等发育较差。如翻手、对指运动、系鞋带和扣纽扣都不灵便，左右分辨困难。少数患儿伴有语言发育延迟、语言表达能力差、智力偏低等问题。

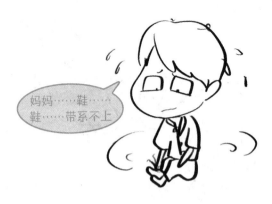

精细动作发育障碍

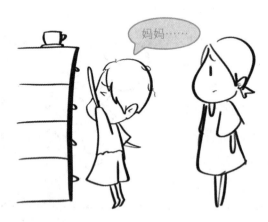

语言发育延迟

3. 是什么原因导致了儿童多动症?

本病的病因和发病机制不清,目前认为是多种因素相互作用所致。

(1)遗传因素。家系研究、双生子和寄养子的研究支持遗传因素是多动症的重要发病因素,平均遗传度约为76%。

(2)神经递质。神经生化和精神药理学研究发现,大脑内神经化学递质失衡,如病人血和尿中多巴胺和去甲肾上腺素功能低下,5-羟色胺功能下降。有学者提出了多动症的多巴胺、去甲肾上腺素及5-羟色胺假说,但尚没有哪一种假说能完全解释多动症的病因和发生机制。

(3)神经解剖和神经生理。磁共振成像和功能磁共振成像提示多动症患儿额叶发育异常和双侧尾状核头端不对称、脑功能的缺陷。

(4)环境因素。包括产前、围产期和出生后因素。其中与妊娠和分娩相关的危险因素包括多动症患儿母亲吸烟和饮酒、患儿早产、产后出现缺血缺氧性脑病以及甲状腺功能障碍。与多动症发生有关的儿童期疾病包括病毒感染、脑膜炎、脑炎、头部损伤、癫痫、毒素和药物、暴露于重金属污染环境等。更多存有争议的因素包括营养不良、与饮食相关的致敏反应、过多服用含食物添加剂的饮料或食物、儿童缺铁、血锌水平降低,但目前证据尚不充分。

(5)家庭和心理社会因素。父母关系不和,家庭破裂,教养方式不当,父母性格不良,母亲患抑郁症,父亲有冲动、反社会行为或物质成瘾，家庭经济困难，住房拥挤，童年与父母分离、受虐待，学校的教育方法不当等不良因素均可能成为发病诱因或症状持续存在的原因。

4. 我的孩子很顽皮，是有多动症吗？

有很多人会问："我的孩子坐不住，吃饭、看电视都动个不停，除了睡觉，没有哪一刻是安静的，他这是多动症吗？"其实，区分顽皮好动与多动症并不难，可以通过以下几个方面进行鉴别：

（1）多动症患儿兴趣爱好少，注意力难集中；而顽皮儿童却截然不同，他们对感兴趣的活动不但能全神贯注，而且还讨厌别人的干扰和影响。

（2）多动症患儿的行动呈冲动性，且杂乱无章、有始无终，比如，做作业时不能全神贯注，做做玩玩，粗心草率，做事有始无终，常半途而废或频繁地转换；顽皮儿童的行为具有一定的目的，并有计划和安排。

（3）多动症患儿自控能力差，无论在什么场合，都是忙碌不停，胡乱吵闹，比如，在教室里不能静坐，常在座位上扭动或站起，严重时离开座位走动，或擅自离开教室，话多，喧闹，插嘴，惹是生非，影响课堂纪律，以引起别人注意；顽皮儿童在陌生的环境和严肃的场合中能安分守己，不敢胡闹，自我控制能力较强。

所以，不要见到儿童的活动增多，就以为得了多动症，给顽皮儿童戴上多动症的"帽子"，给他们带来不必要的心理压力。如果自己无法区分，可去专科医院让医生鉴别。

5. 成人也会患多动症吗?

尽管多动症起病于儿童期, 但呈长期慢性病程, 成人多动症较为常见, 因此多动症是一个需要在整体人群中关注的问题, 甚至可能贯穿生命全程。最新研究显示, 10%~60%的多动症儿童、青少年病人症状会延续到成人期; 而全体成人中, 约4.5%会表现出多动症症状。成人多动症的临床表现与儿童期多动症相似。但多动症状会随年龄增长而减轻, 主要表现为注意力的缺乏。由于病人冲动, 行事鲁莽草率, 易于与同事发生冲突, 容易因冲动而经常变换工作, 开车容易冲动, 不遵守交通规则造成交通事故。

6. 多动症对孩子的影响有哪些?

(1)多动症孩子由于影响他人、过分调皮可能受到家长的打骂、伙伴的歧视, 进而造成孩子的自尊心受到极大的伤害。

(2)影响孩子的学习, 过度兴奋, 粗心或丢三落四, 考试的时候没有认真检查就交卷。久而久之导致孩子的学习落后, 成绩下降, 有的因严重干扰课堂秩序而休学。

(3)影响孩子的人际关系, 多动症患儿因为时常扰乱课堂气氛而遭到老师严厉批评, 打扰其他孩子的正常学习而遭到歧视和排挤, 因而会受到隔离对待。

(4)危害社会公共秩序, 多动症患儿长期被冷漠对待, 容易产生敌对、逆反的心理而自暴自弃, 走向社会也会因适应能力差、自控能力差、容易受不良影响而误入歧途。

二、治疗康复篇

1. 多动症孩子如何治疗？

多动症是一种慢性神经和精神发育障碍性疾病，应对病人制定一个长期的治疗计划；主管医生、病人家庭成员、病人、学校老师等多方需要相互合作，明确一个恰当的个体化治疗目标。同时，应根据病人的病情和具体需要，合理综合运用药物治疗、心理行为治疗或个体化教育项目等治疗方法改善症状，减少共患病，促进病人社会功能全面恢复。其中，功能恢复包括改善人际关系，减少破坏性行为，提高学习或工作成绩，增强自我照顾、家庭作业或工作独立性，改善自尊，提高生活安全性。

以下是多动症综合治疗完整攻略（表11-1）：

表11-1 多动症综合治疗完整攻略

疾病状态或症状	治疗策略
多动症慢性状态	家庭治疗：对患儿父母或病人家属进行治疗知识的团体培训治疗； 强化儿童、青少年或成人病人对治疗合作的自我管理，对治疗目标和计划实施的检测

疾病状态或症状	治疗策略
多动症核心症状：注意缺陷、冲动、多动	应用中枢兴奋药或托莫西汀治疗(主要推荐药物)； 有效的行为治疗，应用新型抗抑郁药安非他酮或三环类抗抑郁药物治疗； 个体化教育项目
对立违抗行为、严重品行问题或人格缺陷	行为矫正和控制：包括对父母和其他家庭成员的训练及学校或单位表现的行为管理； 给予适当药物治疗； 个体化教育训练
抑郁、焦虑和情绪失控问题	认知行为治疗； 选择性应用 5-羟色胺再摄取抑制药或其他抗抑郁药治疗
家庭功能明显缺陷	家庭治疗
学习、工作或语言障碍	个体化训练：特殊教育或技能训练； 创造轻松的学习和工作环境

第十一章 多动症

243

2. 多动症药物治疗作用及不良反应有哪些?

药物在改善多动症儿童的注意缺陷、降低活动水平和冲动、提高学习成绩、改善人际关系方面有肯定的疗效，是治疗多动症的重要环节。药物治疗的好处在于通过控制症状，使心理治疗和教育训练得以实施。

目前常用的药物有两大类：一类是中枢兴奋药如哌甲酯，起效较快，能在短期内改善症状，疗效较短，约75%的患儿效果较好。因有中枢兴奋作用，晚上不宜使用，药物不良反应有食欲下降、失眠、头痛、烦躁和易怒等，尚不能确定是否影响生长发育。中枢兴奋药可能诱发或加重病人抽动症状，共病抽动障碍病人不建议使用。长期使用中枢兴奋药时还必须考虑到物质滥用的问题。

另一类是选择性去甲肾上腺素再摄取抑制药如托莫西汀，托莫西汀疗效与哌甲酯相当，且不良反应少，耐受性好，已被列为多动症的一线治疗药物。特点：每天给药 1 次，疗效可持续 24 小时；长期服用，无成瘾性；该药起效时间比中枢兴奋药缓慢，一般要在开始用药 1~2 周后才能出现疗效，不适用于需要急性治疗的多动症病人。最常见的不良反应是胃肠道反应，需餐后服药。

3. 中枢兴奋药使儿童"亢奋"，会让孩子上瘾吗？

成年人在服用中枢兴奋药之后往往会情绪高涨、异常欣快或有异常的幸福感，事实上，只有把药物碾碎并直接吸食药粉，或者直接将药物做静脉注射或高剂量服用的情况下，才可能会出现上述症状。孩子在服用剂量较高的情况下可能会出现心情的起伏，对于大多数孩子而言，这种药物对情绪起伏变化的影响是极小的。至今尚未发现孩子在服用这些药物后会成瘾或者对药物产生依赖的案例报道，并且许多研究表明，和不服用此类药物的青少年相比，服用中枢兴奋药的青少年并不会更容易滥用其他药物。因此现有的科学文献应该能使家长相信，对多动症孩子进行药物治疗并不会使他们在今后容易成为"瘾君子"。

4. 什么时候应该停止用药？

没有明确的规定多动症的孩子什么时候应该停止使用中枢兴奋药治疗，孩子可以一直服用直到他不再有这种需要为止，大多数的多动症孩子都需要连续服药几年。也有大约 20% 的多动症孩子在用药一年以后不再需要服药，其中的原因有几个：一些孩子只是有轻度的多动症症状并且已经成熟到一定程度，因而不需要再吃药了；另外一些孩子则是因为情况得到改善，可以停止服药了，尽管他们身上仍然存在某些多动症症状；再有一些孩子，他们虽然还有明显的多动症症状，但是他们在新的学年遇到了更好的老师，这使得他们的多动症不会给他们的学习造成影响。然而也有一些孩子可能在停药当年或紧接下来的几年间需要重新吃药，这就取决于他们是否能在学校或者其他场所保持注意力集中并克制自己的行为。

三、家庭照护篇

1. 孩子多动不是问题，长大一些就好了，是这样的么？

孩子尤其是男孩子的多动容易被理解为淘气，而这样的理解会耽误孩子诊治和心理干预的最佳时机。由于患有多动症的孩子在注意力、情绪控制和冲动控制等方面比较弱，而需要多方面的干预，比如较为严重的就需要药物的介入，而轻度的、不太严重的就需要更多的心理辅导、家庭干预、家长和学校配合。尤其是家长也需要进行一定的培训，比如如何应对孩子的情绪困难、包容孩子的问题，使其不再恶化、避免问题对其他家庭成员的消极影响、父母自我的情绪管理。

对于过度"淘气"的孩子，家长和老师需要提高这方面的意识，及早发现，及早干预，防止孩子行为和情绪上的问题恶化。而不要只单单认为是淘气，等待时间来解决问题。而时间并不会改善孩子的问题，研究表明，小时候患有多动症的孩子，青少年期会遇到更多的情绪、心理或者人际关系上的问题。

2. 父母如何帮助改善多动症孩子的行为?

(1)学会给予孩子积极的关注,如"我喜欢你这样做""这样做非常好!""我喜欢我们像现在这样安静地玩耍"。

(2)使用有力的关注来获得孩子的服从。下达简单的指令以后,如果没有服从就跳过,避免指责和惩罚;当孩子在做事或者服从命令时,不要下其他的命令,或者问孩子问题;如果有其他事情要离开时,要经常回来给予关注并表扬。

(3)给予更有效的命令。首先确定孩子在注意你,而且你是严肃认真的,坚定直接地说出来,然后让孩子重复一遍命令,并且规定最后完成的时间。

(4)教孩子不要打扰你的活动。父母需要独立的空间和时间,不希望孩子打扰时,需要先与孩子说明,并且安排好孩子的活动或游戏。一旦孩子做到没有打断你,要及时表扬甚至奖励。刚开始实施时,设置孩子容易做到的时间,当孩子能做到时,时间由短到长。

(5)设立家庭代币制度。在孩子情绪稳定时,用积极的口吻说出方案,和孩子商讨制定家庭代币制度来提高孩子管理行为及完成指令的积极性。

(6)学会用建设性的方法惩罚不当行为。如代币罚款或使用暂停,时间1~2分钟,态度坚决,控制情绪,不要争论和发脾气。如果不当行为减少,再选择1~2类新的不当行为作为目标。如果对上一种行为使用暂停的次数较频繁(一周超过3次),那么就不要再对其他行为使用暂停。

4. 如何培养多动症孩子的好习惯?

刚开始孩子并不懂做什么是对的,需要父母耐心地培养:

(1)调整期望值。期望越高,失望越大,这对亲子双方都是打击。父母应将自己的期望值调整在孩子"跳一跳能够得着"的高度。

(2)建立规则。建立固定和稳定的模式可以带来行为上的好习惯。所以,应对孩子的日常行为(起床、穿衣、吃饭、做作业、上床睡觉等)及如何对待长辈、何时可以玩、何时可以打电话等做出明确的规定。如果有新的活动和安排,事先要让孩子知道具体的过程和顺序。

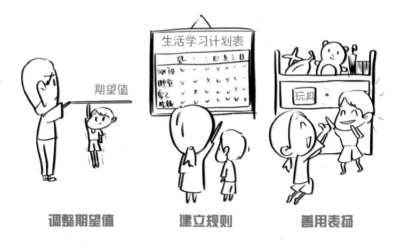

调整期望值　　　建立规则　　　善用表扬

(3)善用表扬。如果孩子能够做到父母布置的好行为,可以在初期给予奖励,帮助其巩固强化,直到不需要奖励也能自己去做。针对多动倾向的孩子家长要恢复对孩子的耐心、爱心、信心和决心，培养孩子的好习惯。避免孩子因患上多动症而影响孩子心理与生理的发展。

5. 如何在公共场所管理好孩子？

在公众场所管理孩子的关键是设定一个计划，并且在去该公共场所前确保你的孩子明白这个计划。可以遵照以下几个简单的规则：

（1）在进入公共场所前设定规则：在进入公共场所之前，停下来并和孩子一起复习孩子需要遵守的重要的行为规则。如果孩子拒绝，要警告他，他将会被放进车上，如果孩子仍然拒绝，就带孩子回到车上，暂停活动。

（2）激励孩子遵守规则。在进入公共场所之前，告诉孩子如果他遵守规则将会得到什么。家长可以准备一些健康的小零食在孩子表现非常好时给予奖励。

（3）对孩子的不服从制定惩罚规则。在进入公共场所前，需要告诉孩子当他不遵守规则或表现不好时会受到什么惩罚，同时也要关注并表扬孩子遵守规则的行为。

（4）布置一种活动。外出时给孩子布置一些活动是非常重要的，如准备蜡笔和纸让他涂色；在杂货店推购物车，取他认识的物品等能占据孩子手、脑和事件的活动。

（5）对孩子的不当行为要迅速反应，不能等行为升级或发脾气。

6. 父母如何帮助孩子处理与同伴之间的问题？

（1）致力于培养良好的社交能力。在一张图上写上 1~2 个希望孩子改善的行为，贴在你和孩子都能看得见的地方，但是不能让其他外人看到；"捕捉"孩子表现良好的时刻；同时也可以通过角色扮演来对可能发生的问题进行模拟，及时予以指导；还可以通过录像的方式记录，和孩子分析和讨论，以他信任、佩服的同伴为榜样，提高孩子人际交往的能力。

（2）教孩子处理他人的嘲笑。多动症的孩子因为行为问题，可能会因遭遇其他孩子的嘲笑而带来情绪问题，因此要帮助孩子处理嘲笑。首先告诉孩子不要将嘲笑视为对自己的攻击，鼓励孩子把嘲笑视为发掘与其他孩子潜在友谊的方式；其次帮助孩子不要逃避会伤害自己感受的评论，甚至帮助孩子接纳自己身上的缺点；最后教孩子适应性的方式，如微笑以对、幽默的自嘲等。

（3）在家建立积极的同伴接触。鼓励孩子邀请同学课后或者周末来家里玩，密切关注孩子们的活动，捕捉任何可能导致互动失控的信号，可以中断游戏，暂时休息，吃点零食，或者换一个地方玩；避免让孩子在家里看到其他人有负面情绪或攻击行为，可能会被孩子效仿；教育孩子尽量不与有攻击性的同伴或者不良团体一起玩耍。

（4）在社区创造积极的同龄人接触。帮孩子报名参加社区有组织的活动，尽量选择小团体，有监护人陪同，能避免失控行为；避免孩子参加大型、需要配合的复杂游戏，孩子难以应付，室内比室外更容易保持注意力；不应参与竞争大的活动，以免情绪被过度唤起，除非孩子在某些领域天赋过人，能获得成功；尝试为孩子安排一些合作性学习任务、家长组织，增加孩子的积极感受。

第十二章

酒精依赖

贪杯伤身更伤神

老王今年 51 岁，因为嗜酒如命得一外号"酒仙"，自从 26 岁第一次失恋开始大量饮酒，以后每当遇到不顺心的事情就借酒浇愁，酒量逐渐增加，性格变得暴躁，为此经常出现家庭矛盾。近年来老王饮酒量加大，每日必饮，每日饮白酒半斤到一斤，不饮则浑身难受、全身震颤、心慌出汗，并渐渐出现食欲不振，消瘦。3 年前母亲患病，病人一边忙于工作，一边需要照料母亲，劳累过度，某晚耳边开始出现邻居的谈话声和议论声，内容主要是指责其对母亲照顾不周，言辞较为犀利。病人十分气愤，出门查看但并未发现有人。此后病人一直耿耿于怀，经常纠缠邻居要进行解释。

请思考：

(1) 老王得了什么病？出现了哪些异常的言行？

(2) 假如您是老王的家人，如何帮助老王戒酒？

一、疾病知识篇

1. 喝酒也能喝成精神疾病?

精神活性物质又叫成瘾物质,它能够影响人类情绪、行为和意识状态。烟、酒、毒品等都是常见的成瘾物质,酒精是世界上应用最广泛的成瘾物质,长时间摄入除了给身体造成危害,还会影响神经系统和精神状态。酒精所致精神障碍是指长期大量饮酒后,在意识清楚的情况下,出现幻觉、妄想、情感障碍,精神运动性兴奋或抑制。常见有急性酒精中毒、戒断反应、记忆及智力障碍,酒精性幻觉症、酒精性妄想症等。中国是酒精摄入大国,目前我国喝酒的已超过 5 亿人,WHO 估计,中国的酒精使用障碍(即酒精滥用和依赖)发生率男女分别为9.3%和0.2%,因酒精使用导致的公共卫生问题日趋严重。

2. 酒精的危害有哪些?

酒精,也就是乙醇,被人体摄入后在肝脏被氧化成乙醛,而后再次被氧化成为乙酸,部分未转化的乙醇、乙醛和乙酸都会或多或少地进入体循环中,对机体造成或多或少的影响。超过 60 种疾病与饮酒有关,如贫血、营养不良、胃溃疡、消化道恶性肿瘤、酒精中毒性肝炎、肝硬化、肝癌、胰腺炎、高血压、脑出血、口腔癌以及出生缺陷等。酒精对大脑具有神经毒性作用，长期饮用可造成大脑结构和功能改变，造成学习能力及记忆力下降，严重时可发展成痴呆。除此之外，饮酒还可以导致严重的社会和心理功能损害，如意外伤害、自杀、家庭暴力、失业、抑郁、酒精滥用和酒精依赖等。

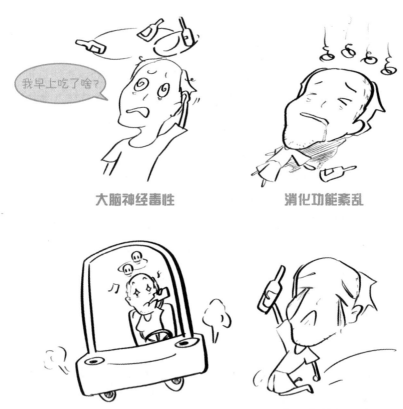

大脑神经毒性

消化功能紊乱

自控力下降

借酒消愁愁更愁

世界卫生组织(WHO)发布的酒精与健康全球状况报告显示，天灾人祸都算上，2016 年全球因不当使用酒精死亡的人数，高达 300 万，占全球死亡人数的 5.3%。也就是说，每 20 个死亡者里，就有 1 个是因为"酒"。所有可归因于酒精的死亡中，28%是由于外伤，如交通事故、自残、暴力冲突；21%由于消化功能紊乱；19%由于心血管疾病；其余还包括传染病、癌症、精神障碍及其他疾病。

3. 什么是酒精依赖？有哪些表现？

酒精依赖俗称"酒瘾"，是指长期反复饮酒所致对酒精渴求的特殊心理状态，以及停饮后出现的心理、躯体的特殊反应，包括精神依赖和躯体依赖。

酒精依赖的常见表现

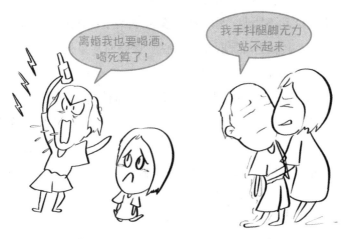

精神依赖　　　　　躯体依赖

精神依赖俗称"心瘾"，指依赖者对酒精存在强烈的渴求心理，往往不顾后果，不顾别人的警告，如不怕被开除、失业，不怕离婚，甚至当医生告诉他已患有酒精相关性肝病，应立即戒酒时，仍置若罔闻，病人把饮酒视为生活中头等重要的选择。

躯体依赖是指反复饮酒导致中枢神经系统发生某些生物学的改变，以至于需要酒精持续存在于体内，当停止饮酒或者酒量骤减时，机体出现一系列的戒断症状。如兴奋、坐立不安、焦虑、失眠、肢体震颤或抖动、心跳加快、血压升高、大汗等。

4. 什么是酒精中毒？有哪些表现？

经常有媒体报道有人参加聚会喝酒猝死的案例，这是急性酒精中毒导致的最严重后果。急性酒精中毒是大量饮酒后出现的醉酒状态，就是我们平时所说的"喝醉酒了"。轻度中毒者表现为兴奋话多、胡言乱语、口齿不清、自我控制能力下降、行为轻浮、活动不协调、易激惹、好斗、冲动，症状加重则出现嗜睡、昏睡，甚至出现呼吸抑制、心脏骤停而导致死亡。醉酒的严重程度与血液酒精浓度关系密切。

长期大量饮酒可以引起慢性酒精中毒性精神障碍，可以表现为酒精性幻觉症、酒精性妄想症、人格改变（变得自我为中心，只对喝酒有兴趣，不关心他人，责任心下降等）、震颤谵妄、酒精中毒性脑病（包括科萨科夫综合征、韦尼克脑病、酒精中毒性痴呆）。

5. 什么是酒精戒断综合征?

酒精戒断综合征是长期饮酒形成酒精依赖的病人突然停饮或减量后出现的一系列神经精神症状。通常在停止喝酒后4~12小时出现早期症状,如焦虑、抑郁、恶心、呕吐、食欲下降、寒战、出汗、震颤、肢体抖动、心率加快、血压升高等,其中震颤是典型的戒断症状,多表现为晨起手指和眼睑震颤,严重者可出现不能咀嚼和站立不稳。继而可出现一些感知异常,如视物变形、幻视、幻听等。约48小时后常出现意识障碍和激动不安。

所以"戒酒"也是个技术活,对于长期大量饮酒的病人,不能自行在家戒酒,需在专业医生的指导下进行戒酒,戒酒的危险性甚至高于戒毒。

二、治疗康复篇

1. 急性酒精中毒有哪些治疗方法?

轻度急性酒精中毒无需特殊治疗,处理时首先停止饮酒,在病人意识清楚的前提下,可采取刺激咽喉的办法引起呕吐反射,将酒精等胃内容物尽快呕吐出来,然后卧床休息,注意保暖,注意避免呕吐物阻塞呼吸道,多数病人休息后可自行恢复。

中度到重度的急性酒精中毒治疗原则:①促进体内酒精含量下降(促进酒精代谢及排出体外),2小时内大量饮酒者可以洗胃。②用纳洛酮等药物对症解毒。③预防吸入性肺炎等并发症。

2. 酒精依赖病人如何科学戒酒?

酒精依赖的最终治疗目标是完全戒酒,避免复饮,重新融入社会。科学戒酒应在专业医生的指导下进行,常用的戒酒方法有以下几种:

(1)急性期替代治疗。戒酒应该是立即的、完全的,早期阶段非常艰难且易出现戒断综合征,所以通过替代治疗控制严重的躯体戒断症状是急性解毒期的关键。替代治疗可使用苯二氮草类药物、抗焦虑药及小剂量的抗精神病药。如有严重躯体中毒症状宜递减戒酒。

（2）戒酒硫戒酒。戒酒硫可以淡化病人对酒的渴求，可在医疗监护下每天早上服用，一次用量 0.5 克，可持续应用 1 个月至数月。少数人在应用戒酒硫治疗中即使饮少量的酒亦可出现严重不良反应，甚至有死亡的危险，因此应特别警告病人不要在服药期间饮酒。患有心血管疾病和年老体弱者应禁用或慎用。

（3）支持治疗。补充大量维生素 B、维生素 C，补充营养及维持水电解质平衡。

（4）心理治疗。常用的方法有行为疗法（包括厌恶疗法和自我控制训练）、森田疗法、环境干预、认知行为疗法、家庭治疗等。可使用阿扑吗啡或催吐药土根碱做药物厌恶疗法，也可试用电针厌恶治疗。

（5）康复治疗。鼓励病人积极参加社会活动、文体活动和戒酒组织，强化戒酒意识，可促进职业康复及社会适应。

（6）其他。虚拟现实（VR）戒酒康复训练，中医中药疗法等。

3. 戒酒该选择门诊还是住院？

因为不同病人发生酒精戒断综合征的严重程度差异较大，多数病人可以在专科门诊治疗，但是在前几日应做到每日或者至少隔一日进行一次门诊随访，在全面评估的基础上积极、适量地使用苯二氮䓬类药物（如地西泮、氯硝西泮等）。如果病人目前戒断症状严重(如出现惊厥)或伴有其他基础疾病的情况应该住院治疗,治疗原则为静脉补充液体、电解质及维生素(尤其是维生素 B_1),密切监测生命体征,并积极、合理使用苯二氮䓬类药物。

4. 酒精依赖病人如何进行心理治疗?

酒精依赖病人治疗早期以动机强化治疗为主,通过帮助病人认识到酒精对自己生活造成的影响,治疗将给自己生活带来的积极意义,帮助其解决对改变自己的矛盾心理,激发病人治疗动机而接受治疗。

治疗中后期以认知行为干预为主,通过识别和改变病人的不合理认知,来减少或消除不良的情绪或行为。帮助病人有效地处理对酒的渴求感,让病人端正对酒的态度,认识到酒的危害,增强戒酒意识,从而逐步控制饮酒行为。

5. 酒精依赖病人饮食上需要注意什么?

由于长期饮酒对胃肠道的损害,使得肠黏膜不能正常吸收食物中的叶酸和维生素 B_1 等,且酒精对胰腺的直接毒害作用使得胰腺分泌酶类减少,影响氨基酸和脂肪等营养素的吸收,因此饮食中应该注意添加富含 B 族维生素的食物,如燕麦、全麦面包、动物内脏、瘦肉、花生、麦麸、牛奶、蔬菜等。需要注意的是,B 族维生素不会储藏于体内,多余的会完全排出体外,因此,戒酒的人必须每天补充 B 族维生素。因为长期饮酒者大多营养不良,戒酒期间最好每天摄取 150 克蛋白质,以鱼肉、鸡肉、鸡蛋等优质蛋白为主。饮食的原则就是要以清淡为主，多吃富含维生素和蛋白质的食物，同时多吃新鲜的蔬菜和水果，忌烟、浓茶、咖啡等有兴奋作用的食品。

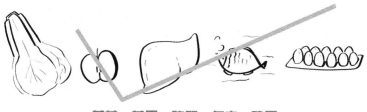

蔬菜、苹果、猪肝、鱼肉、鸡蛋

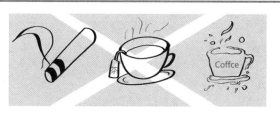

烟、茶、咖啡

6. 如何参与戒酒互助组织?

　　嗜酒者互诚协会，又名戒酒匿名会(Alcoholic Anonymous)，嗜酒者互诚协会是一个帮助戒除酒瘾的团体，病人参与到协会中，可以发现自己的需求，找到一种归属感，排解孤独感，建立亲密感，他们互相交流经验、互相支持，在戒酒集体会议上讨论和制定治疗计划，相互鼓励和监督完成计划，解决他们共同存在的问题，并帮助更多的人从嗜酒中解脱出来。有戒酒的愿望是加入协会所需具备的唯一条件。嗜酒者互诫协会共出版过四本读物，被会员们视为"教科书"，他们是《嗜酒互诫》《十二个步骤与十二条准则》《发展成熟的嗜酒者互诫协会》和《比尔的看法》。中国戒酒分会网址为 http://www.aa-china.org，进入网站可查询到戒酒匿名会的网络会议参与方式，从而联系上戒酒互助组织。

三、家庭照护篇

1. 酒精依赖病人如何戒除心瘾，防止复饮？

很多病人通过正规的治疗，熬过戒断综合征，短期内可以戒除对酒精的躯体依赖，但是很多病人往往戒不掉对于酒精的心瘾，戒了不久又会复饮，进入"酗酒—戒酒—再酗酒"的循环，导致前功尽弃，重蹈覆辙，再次出现酒精依赖的相关问题，所以心理戒酒需要长期持续的过程。

（1）时刻警醒自己。酗酒是一种病，应该像治病一样去对待这件事，要真诚地承认自己对酒精的自控力很低、容易上瘾的事实。提醒自己的生活会因为酒精而变得一塌糊涂，认识保持清醒和获得健康生活之间的必然因果关系，经常列举减少饮酒的好处，强化自己戒酒的动机，端正思想改变态度是第一步的。

（2）远离第一杯酒。专门研究酒精依赖问题的医生告诉我们——正是第一杯酒触发了潜在的饮酒欲望，进而使我们失控。大量实践经历也证明，试图控制酒量，计划如何不喝醉是不可能的，而避免那关键的一杯酒，"永远不端第一杯"才能使我们保持长期清醒。

（3）使用"24小时"计划。在酗酒的日子里，病人经常会在非常难受的时候很严肃地发誓"再也不喝了""我发誓要一年不喝"。然而，过一段时间，誓言和痛苦的记忆都会被抛之脑后，这个时刻的"永远"总是不能持久。实践经验表明，更实际、更有效的说法是："我只是今天不喝酒。"无论遇到什么诱惑和愤怒，我们尽我所能努力避免今天喝第一杯酒。如果饮酒的愿望过于强烈，那就把24小时分成更小的单元——至少一小时。只是尝试着过好今天(现在)，仅仅为了保持清醒，今天成功了，我们就有理由相信明天也能做到。

(4)打破旧有习惯。豪饮的欲望可能与心情、与谁在一起以及酒的可获得性有关，回顾过去喝酒的习惯对找到克服酒瘾的方法很有帮助，我们都可以从过去喝酒的轨迹中发现自己习惯在什么时间、哪些日子及哪些场合喝酒，比如与朋友聚会时，争吵后，寂寞无聊时，心情不好时，等等。列举并选择应该回避的饮酒高风险场合，制订抵制或回避高风险场合的策略，可以调整所有一切与喝酒问题有关联的生活细节，比如下班后与朋友一起喝酒的应对方法：下班后回家而不是去喝酒，进行诸如运动之类的其他活动，多结交一些低风险饮酒的朋友，以非酒精饮料替代等。记录于"打破饮酒习惯计划记录表"中并督促自己落实(表12-1)。

(5)建立新的生活方式：一旦停酒之后，那些空余出来的时间要如何打发？所以我们必须培养新的爱好、安排丰富多彩的活动，以填补这些时光，同时也给原本一度沉迷于酒精之中的精力找到适当宣泄的渠道，建立新的健康的生活方式。可以在家人帮助下制订"个体感兴趣活动清单"，如加入社区团体

(图书馆、妇女组织、棋牌小组、广场舞小组等)，定期运动(游泳、爬山、慢跑等)，独自一人时喜欢做的事(阅读、散步、弹奏乐器等)，与家人一起娱乐(陪孩子玩耍、去逛公园等)，自愿去做一些有用的志愿者服务等。

表 12-1　打破饮酒习惯计划记录表

少饮酒或停止饮酒的好处和理由	1.
	2.
	3.
饮酒高风险场合 1：与朋友聚会	应对方法 1：
	应对方法 2：
饮酒高风险场合 2：挫败感后	应对方法 1：
	应对方法 2：
饮酒高风险场合 3：	应对方法 1：
	应对方法 2：
结交不饮酒或低风险饮酒朋友的方法	1.
	2.
应对孤独或无聊的方法	1.
	2.
如何牢记打破饮酒习惯计划	

2. 家庭在病人康复治疗中的角色和作用?

家庭是病人回归社会的大本营,是防止复发、巩固疗效的物质保障及精神支柱,是社会支持系统重要的组成部分,它具有缓冲各种应激所产生的压力,维护身心健康的重要作用,病人出院并不代表治疗和护理的结束,而是需要家庭持续的帮助和支持,和睦幸福的家庭环境对康复起促进作用。亲人态度冷淡、关心照顾不周、缺乏对病人的理解和支持、世俗偏见和社会歧视等均可导致病人复饮,进而导致病情再次复发。家庭成员的理解与支持,不但可使病人享受到亲情和温暖,而且可获得精神上的安慰,使之提高对各类事件的应激能力。由于戒酒过程非常痛苦,大多数病人脾气暴躁,易激惹,家庭其他成员对病人务必保持耐心,给予理解、安慰和鼓励,并负责监督病人不要中途而废。

3. 家属如何照顾酒精依赖病人?

(1)细心观察病人各方面的异常变化,了解病人的所想所求,及时满足合理的要求。

(2)督促病人制定适宜的作息时间表,协助其建立有规律的良好生活秩序。

(3)鼓励病人做一些力所能及的家务劳动,参与适当的娱乐活动及运动,丰富生活内容,扩大社会接触,改善病人的社会功能,过有价值的社会生活,从而使病人在康复过程中充满信心和勇气。

（4）协助病人重建生活和职业技能，使病人的生活、工作和学习能够得到重新安置，使其尽可能恢复发病前的职业技能或发展他们有兴趣有专长的技能，以适应职业的需要。

（5）在做法上不能过急，原则上必须是逐步和量力而行，期望值不宜过高，对病人的每一点进步，都要给予肯定和表扬。家属可提醒病人，改变习惯并非易事，偶尔的失败也是自然，应将偶尔的失败视为更好学习以实现目标的机会，这样不至于让病人失去希望。

（6）帮助病人达到戒酒目标。这里需要明确的是尽量促使病人达到戒酒目标，一定要病人"滴酒不沾"，因为一旦沾酒就可能导致复饮。

4. 家属该如何帮助病人防止复饮?

首先，帮助病人学习应对高危情境的技巧，学习建立代替饮酒的全新生活方式。复饮的高危情景：与既往饮酒相关的人、事、物，不良的情绪状态(焦虑、抑郁、愤怒等)，外在应激事件，家庭社会因素，经济状态等。若病人在以上这些高危情境中不能有效应对，自我效能感就会降低，就会重新开始饮酒，并在破堤效应和自我错误归因方式的影响下导致完全的复发。

其次，应关注病人积极的方面，即使是很小的优点也要恰当地反复强调，尽可能地去挖掘病人内在积极的方面，给予语言上积极的鼓励。如果病人复饮后家属干预无效，应该及时向相关专业医疗机构寻求帮助。

第十三章

游戏障碍

都是游戏惹的祸?

小强今年 15 岁,高一学生,他曾是父母眼中的乖孩子,和父母关系良好。性格安静,学习成绩名列前茅。但是转变在中考后发生了,他接触到了一款很火的游戏,他的注意力开始从学习上转到了这款游戏上,每次更新的动态,装备的改进,新出的英雄、皮肤代替了以前课余时间讨论的题目。这一情况到了高一住校的时候,更加严重,为了打游戏他甚至逃课或者装病,成绩也飞速下降。"爸,我这个月的生活费没有了。"当这款游戏新推出一款新装备时,他会以买衣服、买书、生活费不够等理由,找父母要钱,充值在游戏中,来购买装备等。周末回到家,更是废寝忘食地打游戏,他有了属于游戏的规律作息,早上 12 点起床,晚上 3 点睡觉,饮食不规律,饿了才会吃东西,除吃饭外,其余时间都花在了游戏上。初中时最喜欢打的篮球,从此再也没碰过。

请思考:

(1)小强这样玩游戏正常吗? 需要就医吗?

(2)假如您是小强的家人,如何帮助小强?

一、疾病知识篇

1. 玩游戏也能玩出精神病？

据中国互联网络信息中心报告，截至 2017 年 6 月，中国网民规模为 7.51 亿，我国手机网民规模达 7.24 亿，使用手机上网的比例为 96.4%。目前，网络已成为人们工作与生活不可或

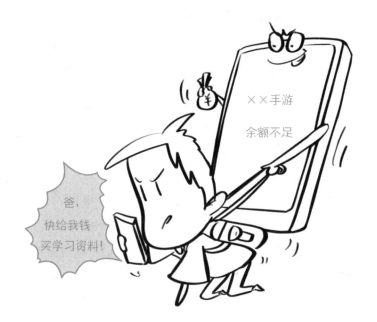

游戏障碍

缺的部分，然而网络的消极影响不容忽视。网络成瘾是随着互联网的发展而出现的一种成瘾行为，并越来越受到重视。网络成瘾是一种严重的健康状况，美国最近的一项研究发现，有 0.3%～1% 的人可能已满足被诊断为网络游戏障碍的条件，虽然这个比例看起来比较低，但是美国有 1.6 亿网络游戏用户，基于这个庞大的用户基数，可能有网络游戏障碍的人群也不在少数。中国多项相关调查显示，游戏相关问题患病率为 3.5%～17%。所以，玩游戏确实能玩出问题！

2. 什么是游戏障碍?

2018 年世界卫生组织 (WHO) 最新发布的国际疾病分类 (ICD-11)将"游戏障碍"纳入精神心理疾病，与"赌博障碍"一起被归到"成瘾行为所致精神障碍"疾病分类。根据 WHO 给出的定义，如果出现以下三种特征，并且至少持续了 12 个月的时间，就可以诊断为"游戏障碍"。

(1)玩游戏的频率、强度和时长以及对于游戏的情景缺乏自制力。

(2)玩游戏的优先级远高于其他生活兴趣以及日常作息等。

(3)过度玩游戏导致了负面影响后却依旧持续玩游戏，甚至加大玩游戏的力度。

所以并不是每个玩游戏的人都可以被诊断为游戏成瘾。另外，为了避免暴力戒断的风险以及不法分子利用这一诊断来牟利，必须是由专业医生进行疾病的诊断。另外要注意的是，专业游戏职业选手是把游戏作为一种职业，不属于游戏障碍范畴。

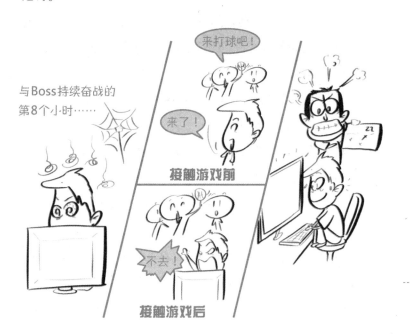

3. 家属如何初步判断孩子有没有网络游戏障碍?

有游戏障碍的人在游戏上花的时间越来越多；整天想着上网玩游戏，如果一段时间不玩，会觉得难以忍受；玩游戏已经影响到了正常的学习、工作及生活等；每当不能上网时，就会感到坐立不安、情绪低落或无所适从；多次想戒，却欲罢不能；游戏在生活中越来越重要，觉得在网上比在现实生活中更快乐或者更能实现自我。当你觉得越来越离不开它时，就意味已经上瘾了。对于担心孩子玩游戏的父母来说，重要的是要关注孩子的生活方式有无异常变化。如果您的孩子学习成绩良好，并保持友谊和爱好，那么他们的游戏活动很可能就不是上瘾。您可以对照下面的条件看看您的孩子符合哪几项描述？

（1）完全专注游戏。

（2）停止游戏时，出现难受、焦虑、易怒等症状。

（3）玩游戏时间逐渐增多。

（4）无法减少游戏时间，无法戒掉游戏。

（5）放弃其他活动，对之前的其他爱好失去兴趣。

（6）即使了解游戏对自己造成的影响，仍然专注游戏。

（7）向家人或他人隐瞒自己玩游戏时间。

（8）通过玩游戏缓解负面情绪，如罪恶感、绝望感等。

（9）因为游戏而丧失或可能丧失工作和社交。

满足上述九条中的其中五条或以上，才有可能会被诊断为游戏成瘾障碍。

4. 哪些因素和游戏障碍相关？

（1）心理因素。游戏障碍者可能有脾气暴躁、情绪不稳定、内向等性格特点。有些可能具有攻击性和暴力问题，还有的存在情绪调节不佳、孤独、低自尊、生活满意度低、压力较大、有抑郁焦虑等问题。而较高的社交能力、自尊水平、主观幸福感等心理因素可能减少游戏障碍的发生。

（2）社会和家庭因素。在经常被别人欺负或者欺负别人、有游戏成瘾朋友的人群中，游戏障碍发生率较高。遇到困难不能得到家人、朋友的支持和帮助，人际沟通不足，师生关系或同学关系不好，学校氛围较差等也与游戏障碍的发生相关。父母受教育水平低和教养方式简单粗暴与儿童青少年游戏障碍的发病风险有关；父母亲不能陪伴或监护不力的儿童青少年可能有更高的发病风险；家庭关系不和谐，单身或离异等与成人的游戏障碍发病风险有关；良好的社会支持系统可能是游戏障碍的保护性因素。

（3）游戏类型。游戏障碍病人更为偏爱的游戏形式是在线游戏，而不是离线游戏；更为偏爱的游戏类别是大型多人在线角色扮演游戏、第一人称射击、格斗和即时战略游戏。随着时间的推移，电子游戏的设计越来越完善、复杂和富有创意。玩这些游戏很有趣，孩子们经常会在游戏中获得成功，这就是孩子们为什么会上瘾的原因。

5. 游戏障碍有哪些危害?

游戏障碍可导致身体问题、精神行为问题及社会功能损害。躯体问题包括睡眠不足、昼夜节律紊乱、营养不良、胃溃疡、癫痫发作等，严重者可因久坐形成下肢深静脉血栓，甚至引发肺栓塞而猝死；精神行为问题包括易怒、焦虑、攻击言行、抑郁、负罪感等；社会功能损害包括拒绝上学和参加社交活动，与父母等家庭成员冲突增多，丧失好朋友等重要社交关系，学习成绩下降，工作表现、业绩下滑等。

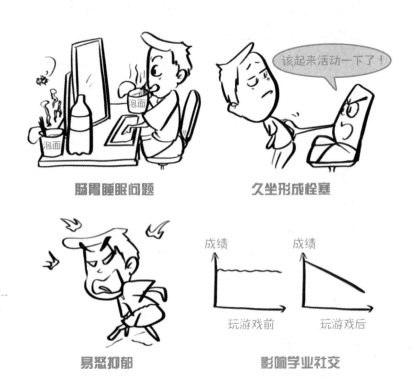

肠胃睡眠问题

久坐形成栓塞

易怒抑郁

影响学业社交

1. 游戏障碍有哪些治疗方法?

目前还没有针对游戏障碍的特效干预手段。目前将社会心理干预、药物治疗、处理共病等结合的综合治疗有利于改善游戏障碍病人预后，主要措施包括以下几点：

(1)社会心理干预。目前很多临床实践及研究证据提示，认知行为治疗、动机激励访谈、家庭治疗等社会心理干预对减少游戏障碍者的失控性游戏行为及促进长期康复有效。其中认知行为治疗是治疗网络成瘾的主要心理治疗方法，治疗师寻找各种方法来矫正病人的想法和信念系统，使成瘾者认识到其成瘾行为背后的心理基础，帮助其识别并修正非适应性认知、重建适应性认知，最后回归现实。

(2)药物治疗。目前没有针对游戏障碍具有临床适应证的药物，但游戏障碍病人可能存在精神、躯体等健康问题以及共病，需要药物对症治疗。

(3)物理治疗。目前有少量研究对游戏障碍病人进行重复经颅磁刺激等干预，以增强大脑控制功能或降低玩游戏的冲动，但目前仍缺乏大样本一致性研究。

同时，游戏障碍类似于精神活性物质使用障碍，可能会复发或疾病慢性化，在综合干预过程中，需要医疗卫生、学校、家庭、社会等多方面的协调及监督。

2. 游戏障碍需不需要住院治疗？

由于游戏障碍病人常伴有躯体或精神症状，需要心理治疗、药物治疗等多种手段结合进行个体化的综合干预。如果经过专业的医生评估诊断病人需要住院治疗，那么说明住院治疗会更有利于病人克服游戏障碍，同时也有助于解决病人其他的精神心理问题。病房医护人员的观察评估及心理治疗可以加速病人的康复，对于病人出院之后的康复他们也能给到更多的建议和资源。此外，家属也可以向医护人员了解更多相关的知识，有利于帮助病人防止出院后的复发。但是如果医生建议不需要住院，可以门诊治疗，那也没必要强迫病人住院，这样可能适得其反。

3. "电击疗法"治网瘾，抓到老鼠的就是好猫？

没有正确引导和教育缺失也是导致游戏成瘾的一大原因，尤其是处于叛逆期中的未成年人，心智尚未成熟，家长的错误教育常常适得其反，与此同时，一些违法组织趁机举起"科学戒断网瘾"的大旗招摇撞骗了不少家长。电击疗法就是其中一种，其实本质上是心理治疗中的厌恶疗法，把对网瘾的冲动与电击的痛苦结合起来，从而治疗网瘾。并宣称，"不管白猫黑猫，能抓到老鼠的就是好猫"。接受电击后的网瘾孩子因为害怕电击的痛苦，害怕被再次送进网瘾学校，短时间内确实会远离游戏，但是这种治疗对网瘾者，尤其是未成年人来说，可能会造成不可磨灭的创伤后应激障碍，甚至导致诸如抑郁、自杀等更为可怕恶劣的结果。所以，如果孩子游戏成瘾，家长最好去医院求助专业的精神心理科医生。

三、家庭照护篇

1. 如何预防孩子出现游戏成瘾?

（1）充分理解游戏的内容，阅读游戏的说明。

（2）孩子玩游戏的时候，观察他玩，偶尔和他一起玩，和他讨论游戏的主题。

（3）制定游戏规则，限制游戏时间并严格执行。

（4）和孩子讨论游戏中的暴力和现实生活中暴力之间的差异。

（5）对于容易网络成瘾或快要网络成瘾的儿童青少年，家长可以寻求精神心理专业机构如"暑期网瘾干预项目"等，可以从情绪调控、人际交往等方面干预，也可以改善家庭关系与亲子沟通能力，关注孩子的心理需求。

2. 孩子沉迷游戏该怎么办?

青少年有很强的亲和力和与同龄人交往的欲望，他们会做一些新的事情，特别是和他们的家人不同的事情。如果父母对孩子在户外玩耍和寻找其他人一起玩有更多的限制，那么很可能会导致许多孩子上网玩耍。

父母可能担心孩子因为通宵玩游戏而影响休息，但很重要的一点是，家长们应该想一想孩子为什么想要玩这个游戏这么久。是无聊吗？是逃避现实吗？这可能是孩子出现问题的本质原因！与其专注于让孩子停止游戏，不如专注于寻找问题的始作俑者。抑郁和焦虑是值得考虑的原因。

3. 家属该如何帮助游戏障碍的孩子？

父母能做的一件很重要的事情就是引导你的孩子，让他们对科技保持健康的态度，确保科技成为他们生活中的积极方面。以下是三个关键的策略：

（1）鼓励孩子从小就进行体育活动和室内活动，丰富他们的生活。多给予孩子尊重、鼓励、帮助、支持和陪伴，帮助他们建立规律的作息，让他们体会到生活的乐趣和意义，在实际生活中和处理实际问题的过程中获得成就感和自尊感。

（2）花时间与孩子交谈，有时也和他们在网上玩游戏。我们不应该设立一种"我们与他们对立"的态度。这一策略使您能够将孩子理解为一个技术用户，并对他们的技术使用情况做出更明智的决定。

（3）使用一系列资源了解孩子们的游戏。谨防那些耸人听闻的媒体标题，它们的目的是让你感到震惊，相反，你应该去找一些值得信赖的消息来源，这些信息由可靠的专家和机构提供支持。

游戏障碍的治疗目标是通过社会心理康复和后续管理，预防复发，促进社会功能恢复、回归社会。经过治疗病情趋于稳定的病人，应继续接受巩固性的心理治疗，必要情况下按时按量服药，防止疾病复发。做好出院病人的定期随访工作，使病人能够接受及时的、有针对性的医疗指导和服务。动员家庭成员支持并参与病人的康复活动，指导家庭成员为病人制定生活计划，努力解决病人的心理健康问题和日常生活中的实际困难。

需要强调的是，游戏障碍是慢性复发性疾病，游戏障碍干预起始阶段、干预过程中及疾病康复期都需要对游戏障碍症状及严重程度进行评估。需结合游戏障碍的高发人群、疾病特征等进行预防与干预，检查预防为主，进行综合干预措施。

第十四章

精神康复治疗

一、康复训练篇

1. 什么是精神康复?

精神康复,是康复医学中的一个重要组成部分,是通过生物、社会、心理的康复措施,使由于精神心理疾病导致的精神活动和社会功能的缺损得以恢复。精神康复是精神疾病全程治疗中的重要组成部分,药物治疗与社会心理康复的有机结合才能使疗效达到最好。换言之,服务于精神心理疾病病人的康复措施均称为精神康复,即针对不同程度精神症状和不同的社会功能缺损,采取综合措施,如技能训练、心理干预、物理治疗及综合协调、环境支持等,使之尽可能恢复正常的社会功能或重新获得技能,具有独立生活的能力,最终重返社会。

2. 为什么要进行康复训练?

精神疾病病程迁延,易复发。长期患病会使病人的躯体功能和神经功能发生退行性变化,而精神疾病的康复工作对于减轻病人痛苦,提高其生活质量具有非常重要的意义。康复训练有三项基本原则,即功能训练、全面康复、回归社会。功能训练是康复的方法和手段,全面康复是康复的准则和方针,回归社会是康复的目标和方向。

3. 怎么进行康复训练?

第一步:康复评估,是康复工作的关键。需要了解病人既往的经历,目前的社会功能水平,所处的社会环境及躯体和精神状况,还要了解病人对疾病和未来的态度和希望。

第二步:制定康复计划,包括所要达到的目标和具体实施步骤。康复目标要根据家庭、社会对康复者的要求以及病人实际存在的能力来确定。

第三步:组建专业的治疗团队,精神康复需要多学科人员的密切合作,包括精神科医生、精神科护士、心理学家、社会工作者和职业治疗师等,这些工作人员根据每个病人的情况和需要,制定专门的康复方案。

第四步:确定康复进程,对康复者的生理康复、心理康复、职业康复、社交康复实施具体的干预措施,评估康复疗效并制定新的康复目标等。

漫话心理健康

4. 为什么要做康复评估?

康复评估是病人在参加康复之前、康复进行过程中及康复结束时由主管医生、护士、康复治疗师用量表/问卷或临床观察等不同方法对其临床症状、躯体健康、认知功能、社会功能、风险的评定等。康复评估是康复治疗的基础,可以帮助康复者和治疗师检验康复的效果和调整个体的康复计划。

评估内容包括精神症状的评估,躯体障碍的评估,药物治疗所致不良反应的评估,社会功能的评估,人际关系的评估,精神残疾的评定和生活质量的评估。

5. 康复训练的内容有哪些?

(1)生活技能训练。是为了使康复者恢复原来的生活技能,适应家庭与社会环境。包括以下几方面的内容:①督促生活懒散的病人晨起后洗脸、刷牙、漱口,饭前便后洗手,不随地吐痰,保持个人卫生,及时梳理头发,整理衣冠,男性要督促其刮胡子,每周洗澡,及时更换衣裤、床单、被套、枕套,按时修剪指甲,每天睡前洗脚。②按照气候、季节的变化更换衣服,按照不同的场合选择衣服。③做一些力所能及的劳动,如打扫院子及室内卫生,进行简单的炊事作业等。④帮助病人建立良好的生活习惯,如有规律地起床、睡眠、进餐等;学会利用公用设施,如打电话、乘公车等。⑤掌握一些基本的社交礼仪,如见面打招呼等;帮助病人学会合理理财。

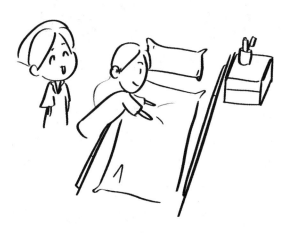

生活技能训练

（2）药物自我处置技能训练。有利于提高病人对疾病的认识，改善服药态度与依从性，巩固治疗效果；有利于增强康复者治疗的信心，提高自信与自尊，对预防复发，改善其社会功能具有积极作用。包括为什么急性期、恢复期和维持期都需要药物治疗；按时服药的重要性；服药时的注意事项；常见药物不良反应识别、处理及求助。

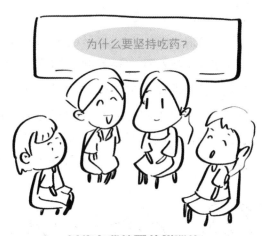

药物自我处置技能训练

（3）症状自我监控训练。对康复者进行精神症状教育，逐步提高对疾病的认识能力，包括发病原因、临床表现、治疗及预后诸方面知识，学会识别病情复发的先兆症状，使病人掌握先兆症状及早控制的技能和处置持续症状的训练，增强战胜疾病的信心，可以及时发现复发的征兆，防止疾病的复发，并改善其社会功能。

（4）社交技能训练。帮助病人改善自我关注和自闭的症状，恰当表达正性情感，能与周围人交流，并通过社交技能的提高，利用婚姻、友谊、工作等社会支持资源，减少挫折感，降低复发风险，提高生活质量和社会功能。包括四项基本技能（倾听、表达积极的感受、提要求、表达不愉快的感受）和会谈技能、有主见的技能、处理矛盾的技能、交友约会的技能、职业技能和维护健康的技能等。

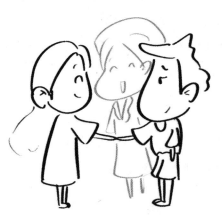

社交技能训练

（5）家庭教育。精神障碍不是短期内即可治愈的疾病，需要长期的坚持治疗，还需要康复者、家属、治疗者三者合作，其中家属是中心力量。一方面可以通过家庭教育，解除家属的烦恼，使家属对于病人所表现的症状从不理解到理解，从而使家属摆脱迷惑，减轻心理负担，能够平静地采取适当的方法，正确对待康复者。另一方面可以帮助康复者以正确的方式回归社会，从而降低病情复发。具体包括讲解有关精神疾病的知识、家属应对的方式与技巧、特殊情况的解决方法等。

（6）体能训练。精神疾病使病人的意志力减退，没有兴趣去做更多的事情；所服用的药物使病人更加困倦，体重增加；患病后，病人的社会活动减少，参加体育活动的机会减少。而体能训练是一种医疗性的体育活动，是运动疗法的发展与延伸，应用体育的手段和各种运动的方法，借以治疗疾病与损伤，预防并发症，解除消耗的心理，促进身体功能全面恢复。

（7）职业技能训练。是帮助康复者进行和设想职业的规划、给予职业咨询和职业训练，改善工作环境及解决与就业有关的问题的过程。通过职业技能训练，可以帮助康复者找回在工作生活中失去的信心和勇气，逐步恢复劳动能力，实现自我价值。在职业技能训练中可以有效地融入多种康复技能，如理财、洗衣、个人卫生的保持等生活技能；语言表达、角色扮演、遇事的解决和处理等社交技能；兴趣爱好和体能训练等。

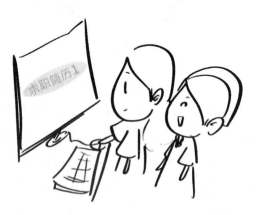

职业技能训练

（8）其他康复技能训练。①兴趣爱好：帮助康复者根据个人的具体情况培养一定的兴趣爱好，如养花、练书法、下棋、跳舞等，丰富康复者的生活。②生活娱乐：可以定期组织康复者打牌、唱歌、看电影等。③外出游玩：定期组织康复者外出游玩，加强康复者间的沟通。

6. 如何选择康复训练的内容？

康复训练根据康复者的病情分3个阶段：急性治疗期、巩固治疗期和维持治疗期。在不同的阶段根据康复评估的结果来选择每个阶段康复的重点。当然，无论哪个阶段，药物治疗控制症状是康复的先决条件。

急性治疗期的康复者突出的精神症状被控制以后，予以恢复"人际交往能力"为主的技能训练，在此期间鼓励其参加集体活动；巩固治疗期间的康复者，予以恢复"独立生活技能"和"药物自我处置技能"为主的能力训练；维持治疗期的康复者，应给予以提高"症状自我监控""回归社会技能""职业技能"及"社交技能"为主的能力训练。

7. 康复训练的形式有哪几种？

（1）院内康复。在院内开展的康复治疗，由医院主导实施，不单单是为了消除精神症状，恢复自知力，延缓和防止病人的衰退，还包括通过参加各种康复训练，帮助病人从被动接受药物治疗走向重新塑造自我，全面恢复人格和社会功能，为出院之后的回归社会打下良好的基础。

（2）日间康复。是以病人为中心，介于门急诊与住院之间的诊疗模式，由康复治疗师对病人进行专业的评估并制定康复计划，通过各种治疗活动达到改善社会功能，学习适应生活所需的习惯和技能，恢复独立能力和自信，提高服药依从性、减少复发率，使他们能早日重新融入社会生活。

（3）社区康复。是一种逐步发展的康复途径，在社区层次上利用和依靠社区人力资源，采取简单、有效、易行的康复措施，其核心是在病人所生活的环境中进行康复，是最接近病人日常生活的康复形式。社区康复是在给病人心理支持的基础上，进行指导、训练，教会其如何从被动地接受他人照顾过渡到能自我照顾日常生活；并通过对康复者及家属成员、社区支持系统实施干预手段，调整康复者与有关人员的情感表达，提高对他人的应付能力，达到降低疾病复发、改善社会功能、促进精神康复的目的。

病人应该根据自己的病情和意愿，选择适合的康复训练形式。

二、心理治疗篇

1. 什么是心理治疗？

心理治疗是指由受过系统心理学训练并取得相关职业资格的人员，运用心理学的原理和方法，在固定场所实施的以建立关系、对话、沟通、深度自我探索、行为改变等技巧来达到治疗目标的方法。

2. 心理治疗有什么作用？

心理治疗是精神心理疾病治疗中很重要的一种非药物治疗的方法，通过心理健康教育、个体心理治疗、团体心理治疗等方式来提高康复者对疾病的认识、促进自知力的恢复、增强服药依从性，防止复发。心理治疗人员通过与病人建立治疗关系与互动，积极影响康复者，以减轻痛苦、消除或减轻症状为目的，帮助健全人格、适应社会、促进康复。众多研究发现，适当的心理治疗联合药物治疗对于精神心理疾病（如抑郁症）的长期疗效较好，显著优于单用药物治疗。

3. 家属参加心理治疗有什么益处？

家属往往是病人的主要照顾者，承受着病人疾病反复造成的家庭经济负担，以及家庭日常生活、家庭关系、娱乐活动受影响的精神压力，同时承受着由疾病带来的心理压力、社会歧视等问题。通过对家属进行集体心理治疗和心理健康教育可以减轻他们的焦虑、抑郁情绪，增加他们对疾病的了解，减轻由于不正确的认知而产生的烦恼、痛苦与社会羞耻感。此外，家属能够学会如何与康复者相处，能更好地为康复者提供温暖的情感支持，给予病人理解、支持和鼓励，共同提高生活质量。

4. 常用的心理治疗技术有哪些？

（1）行为疗法。是运用行为科学的理论和技术，通过行为分析、情景设计、行为干预等技术，达到改变适应不良行为、减轻和消除症状、促进康复者社会功能康复的治疗。包括放松训练、系统脱敏、冲击疗法、厌恶疗法、自信训练、行为技能训练等。

（2）认知疗法。源自理性情绪治疗和认知治疗。焦点是矫正病人的非理性理念，让其认识到当前问题与抱持非理性观念有关；发展有适应性的思维，教会其更有逻辑性和自助性的信念，鼓励身体力行，引导产生建设性的行为变化，并且验证这些新理念的有效性。

（3）精神分析疗法。是运用精神分析技术，如分析阻抗、移情、反移情、梦等，基于对康复者潜意识的心理冲突和不成熟防御方式的理解和调整，达到缓解症状、促进人格成熟的目的。

（4）人本主义疗法。理念是"以人为本""以康复者为中心"，扩展、增加病人体验，增强个体自由意志，提高自我确定、选择和满足的能力，并促进非理性的体验能力(如敏感性、情感表达、自发性、创造性及真诚性等方面)的成长。

（5）沙盘疗法。以荣格心理学原理为基础。采用创造的形式，把沙子、水和沙具用在富有创意的意象中。在治疗的过程可以反映出康复者所遇到的问题、所承受的压力、内心深处的困难，以及由此而激发的治愈过程和人格发展。

（6）音乐治疗。是运用音乐特有的生理、心理效应，使康复者在与音乐治疗师的共同参与下，通过各种专门设计的音乐行为，经历音乐体验，以及获得具有治疗动力的治疗关系，达到消除心理障碍，恢复或增进心理健康为目的的治疗方法。

（7）绘画心理分析与治疗。是用非语言的象征性工具表达自我潜意识。康复者在治疗师的指导下分析自己的绘画作品进行深层次内心体验，疗愈自我，促进自我成长，进行深入的内心探索和调整，解决深层次的心理成长问题。

（8）家庭治疗。是基于系统思想，以家庭为干预单位，通过会谈、行为作业及其他非言语技术消除心理病理现象，促进个体和家庭系统功能的一类心理治疗方法。它的特点是不着重家庭成员个人的内在心理构造与状态分析，而是将焦点放在家庭成员的互动与关系上，从家庭系统角度去解释个人的行为与问题，个人的改变有赖于家庭整体的改变。

5. 常用的心理治疗方式有哪些?

(1)心理健康教育。是一种旨在为康复者及其家属提供与疾病相关的信息、改善他们的应对策略的心理治疗方式。内容包括疾病知识、症状的自我监控、药物的自我管理、疾病的预防与复发、情绪管理、功能恢复等方面。通过健康教育可以有效地帮助病人及家属识别疾病、预防复发、改善家庭及社会功能,促进病人全面康复。心理健康教育可以采取集中授课方式,也可以穿插在个体或团体心理治疗时进行。

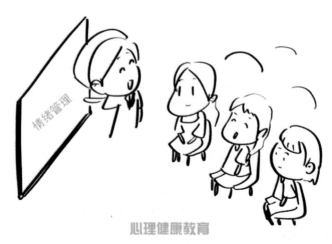

心理健康教育

(2)个体心理治疗。治疗师与康复者通过单独交谈,了解疾病发生的过程与特点,帮助康复者掌握自己的情况,对疾病有正确的认识,消除紧张不安的情绪,接受治疗师提出的治疗措施,并与治疗师合作,与疾病做斗争。个体心理治疗是一种普遍应用的心理治疗的方式。

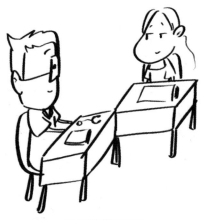

个体心理治疗

（3）团体心理治疗。是在团体、小组情景中提供心理帮助的一种心理治疗形式。通过团体内人际交互作用，促使个体在互动中观察、学习、体验，认识自我、探讨自我、接纳自我，调整和改善与他人的关系，学习新的处事态度与行为方式，发展生活适应能力。

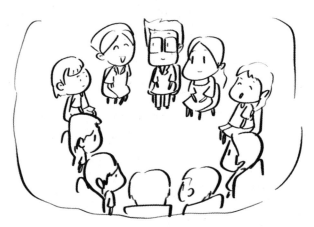

团体心理治疗

（4）心理危机干预。当康复者及其家属面临严重、紧迫的处境而产生伴随着强烈痛苦体验的应激反应状态时，应该立即采取危机干预。目标是通过交谈，发泄被压抑的情感，帮助认识和理解危机发展的过程及与诱因的关系；教会问题解决技巧和应对方式；帮助建立新的社交网络，鼓励人际交往；强化新学习的应对技巧及问题解决技术，同时鼓励康复者积极面对现实和注意社会支持系统的作用。

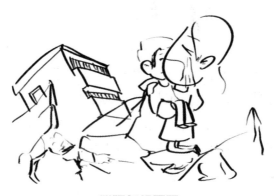

心理危机干预

6. 药物治疗与心理治疗有冲突吗？

药物治疗和心理治疗的关系应该是互补的，甚至可以形成合力的。心理治疗在药物治疗的基础上发挥作用，反过来也会提高药物治疗的成效，它们的效果会叠加，甚至可能获得一加一大于二的治疗效果。不应该把药物治疗和心理治疗看成竞争或排他关系，两者在精神障碍以及其他心理问题的治疗中是相辅相成的。

7. 心理治疗的适应证从哪些方面考虑?

心理治疗的适应证可以从整体考虑，也可以从精神疾病的不同种类入手。整体方面，首先治疗师要充分、客观、全面地评估康复者的心理状况，也要考虑康复者的个性特点和个人需求，选择合适的方法，使心理治疗更加个性化。不同精神疾病方面，焦虑症对认知行为疗法反应好；进食障碍需要持续的个体心理治疗乃至家庭治疗；放松疗法为心身疾病带来了很好的效果；人格障碍应用各种心理治疗都能发挥重要作用；将心理治疗和药物治疗联合使用会给抑郁症带来更好的疗效和预后。

8. 心理治疗有"不良反应"吗?

心理治疗是个心理过程，不可以简单用作用和不良反应来评价。

（1）心理治疗不借助于药物、手术等媒介发挥作用，但是离不开良好的治疗关系。由治疗师与来访者共同建立的这种职业性的人际关系，特点是共情、尊重、互动和宽松。

（2）心理治疗是一个具有发展特征的心理过程。因此其治疗目标和治疗计划的制定以及疗效评价必然具有阶段性，是动态的。常常需要把近期评估与远期随访结合起来进行。

（3）自愿是心理治疗的基本原则。来访者在实施过程中始终有主动权和放弃的自由。可以自主决定何时开始，何时停止，做出符合自己意志的选择，并为此承担责任。

（4）心理治疗提供的是专业帮助，这在其他非治疗情景中是不能提供的。

（5）心理治疗行业较其他行业具有更加严格的培训和督导制度。督导制度能够促进治疗师技术的提高和心理的发展。由治疗师和来访者双方构成了心理治疗的行为主体。这项工作旨在帮助来访者成长，减轻或消除心理问题或心理障碍的影响，使之能够更好地、创造性地适应现实生活。因此不适合简单地采用"不良反应"的方式进行讨论。

三、物理治疗篇

1. 什么是物理治疗？

物理治疗是应用力学因素和电、光、声、磁、冷热等其他物理因素预防和治疗疾病的一种治疗方法。20世纪80年代，人们对精神疾病的病因、发病机制和疾病转归有了科学的了解，多种有针对性的治疗，如心理治疗、物理治疗都取得了突飞猛进的发展。物理治疗也被称为"非药物治疗"，以大脑刺激技术为主的物理治疗正在迅速发展，已成为精神障碍治疗学中与药物治疗和心理治疗相提并论的第三大领域。

2. 物理治疗有什么作用？

（1）预防。许多种物理因素应用于健康人，可增强抵抗力、预防某些疾病。

（2）治疗。镇痛、稳定情绪、改善血液循环、调节自主神经功能和睡眠等。

（3）康复。在病后恢复和功能重建中，都具有重要的实用价值。

总的来说，物理治疗可以缩短病程，无损伤性、没有痛苦、比较安全，对疾病有不同程度的治疗效果。

3. 常用的物理治疗技术有哪些?

目前在精神障碍治疗中运用比较广泛的物理治疗技术主要包括无抽搐电痉挛治疗(MECT)、经颅磁治疗(TMS)、经颅直流电刺激(tDCS)、生物反馈治疗等。这些物理治疗通过刺激大脑产生疗效,有其生理学基础。大脑是一个电化学器官,整个神经元的活动与通信开始于 z 电脉冲。所有神经元传递信息及与其他细胞通信是通过电刺激传达。

4. 物理治疗与心理治疗是什么关系?

物理治疗和心理治疗都属于非药物治疗方法,它们往往联合运用,对药物治疗起着促进作用或者替代作用,主要适用于以下情况:

(1)不接受或不适用药物治疗的病人。

(2)对单一药物治疗不敏感或者疗效不佳的病人。

(3)药物起效较慢,在药物治疗早期合并物理治疗或心理治疗可达到更好的疗效。

物理治疗和心理治疗具有各自独特优势,治疗时根据不同情况和个体差异在实际操作中可以灵活运用,选择多种治疗方法联合使用,可以取得最佳疗效。

5. 什么是无抽搐电痉挛治疗?

(1)治疗原理。无抽搐电痉挛治疗(MECT)是指在治疗前从静脉予以肌松药和麻醉药,在全麻的状态下用短暂适量的电流刺激大脑,以达到控制精神症状的治疗方法,其安全性广、适应性高、并发症少,目前已作为标准治疗。

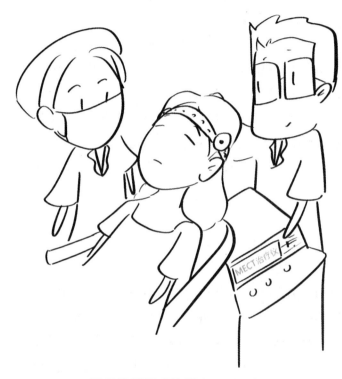

无抽搐电痉挛治疗(MECT)

(2)MECT 的适应证。①严重抑郁,有强烈自伤、自杀企图及行为者,以及明显自责自罪者。②极度兴奋躁动冲动伤人者。③拒食、违拗和紧张性木僵者。④精神药物治疗无效或对药物治疗不能耐受者。

(3)治疗前准备。①详细的体格检查,包括神经系统检查,必要时进行实验室检查和辅助检查。②获取知情同意书。③治疗前 8 小时停服抗癫痫药和抗焦虑药等药物。④治疗前 6 小时内禁食禁饮。⑤治疗开始前排空小便，取出义齿，解开衣带、领扣，取下发卡等。

（4）治疗后注意事项。①治疗后应卧床休息 1~2 小时，需要有家属或专业人员陪同并细心照顾，注意观察呼吸和意识情况，判断有无头痛、呕吐、背部及四肢疼痛。②意识清醒后饮少量水，无呛咳后，给予流食或半流质饮食，切忌大量、急切进食，尤其是固体食物。③治疗后请勿开车或操作有危险的机械等，可能会由于判断力和反应能力不灵敏而发生危险。

6. 什么是经颅磁刺激治疗？

经颅磁刺激治疗（TMS）不仅是一种无损性刺激大脑的技术，而且也是一种大脑神经功能的调制技术。

（1）治疗原理。是用刺激线圈中强大瞬变的电流产生的磁场穿透颅骨，动态的磁场在颅内导体中转换为与刺激线圈电流方向相反的感应电流，由这种内生的感应电流刺激神经元产生一系列的生理、生化反应。特别是重复经颅磁刺激治疗（rTMS），不仅影响刺激局部和功能相关的远隔皮层功能，实现皮质功能重建，而且产生的生物学效应在刺激停止后仍将持续一段时间，是重塑大脑皮质局部或整体神经网络功能的良好工具。急性期，每天 1 次；巩固期，每周 2~3 次，10 次为一疗程，实际应用过程中发现需要 2 个疗程才能取得更好的治疗效果。

（2）TMS 的适应证。①具有中度抗抑郁效果。②改善精神分裂症的幻听、阴性症状和认知功能。③创伤后应激障碍。④失眠。⑤帕金森病。⑥慢性疼痛。⑦孤独症。

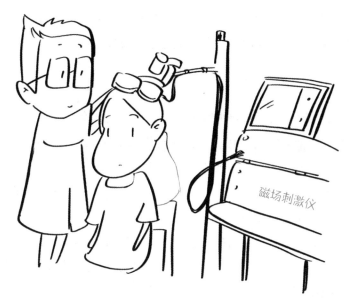

图14-4　经颅磁刺激治疗(TMS)

（3）治疗前准备。治疗前需完成脑电图检查，以排除异常；在实施治疗前，了解和熟悉治疗的目的及治疗方法，以消除病人对电子仪器的顾虑；签署知情同意书；治疗前保持头发干燥、清洁，取下金属类配饰及手机。

（4）可能的不良反应。TMS是安全系数很高的一种物理治疗。局部疼痛、头痛不适是最常见的不良反应，休息或服用止痛药物后多能缓解；极少数病人会出现暂时性耳鸣，可以通过佩戴耳塞等预防；有诱发癫痫的报道，并认为这种发作是暂时的、有限的，无远期影响。

（5）TMS 的禁忌证。①病人体内有金属异物，如人工耳蜗、心脏起搏器等。②脑部血管外伤、肿瘤、感染或代谢病变。③有癫痫发作史。④严重或最近有心脏病发作。

7. 什么是经颅直流电刺激？

（1）治疗原理。利用恒定、低强度直流电流经大脑的刺激靶区域，使大脑皮层极化，起到调节大脑皮层神经元兴奋性、促进神经重塑和修复、改善脑部供血等作用。

（2）适应证。是一种非侵入性、安全性好、耐受性好的治疗，对脑卒中后偏瘫、认知障碍、言语障碍、吞咽障碍、老年痴呆症、帕金森病、脊髓损伤、疼痛（如神经痛、偏头痛、纤维肌痛综合征、下背痛）、癫痫、抑郁症、失眠、焦虑、孤独症、耳鸣等效果显著。

（3）治疗前准备。熟悉治疗的目的和治疗方法，消除对电子仪器的顾虑。

（4）不良反应。刺激局部皮肤轻微的疼痛或灼热、发麻感，停用治疗一段时间很快会恢复，未见其他不良反应。

（5）禁忌证。①病人体内有金属异物，如人工耳蜗、心脏起搏器等。②癫痫发作急性期。

8. 什么是生物反馈治疗？

（1）治疗原理。生物反馈是基于控制论的自身调节系统理论，指出系统的控制需要有一个反馈环的运作，这个是通过将人体不同种类的生理信号与心理活动相结合，将内在的心理活动转化为容易理解的视听信息并进行反馈，使其得以了解自身精神心理状态的好坏及变化，从而有意识地自主调节心理活动，加强自我管理，最终获得健康的精神心理状态。

（2）适应证。适用于紧张性头痛、血管性头痛、支气管哮喘、消化性溃疡、高血压、腰背痛、儿童多动症、类风湿关节炎、痛经、内分泌失调、抑郁症、失眠、焦虑等。

（3）治疗前准备。熟悉治疗的目的和治疗方法，消除病人对电子仪器的顾虑。

（4）不良反应。由于生物反馈治疗目的明确、直观有效、指标精确，因而病人无任何痛苦和不良反应。

（5）禁忌证。①5岁以下儿童，智力障碍、精神分裂症前期者。②严重心脏病人，心肌梗死前期或发作期间，复杂的心律失常者。③青光眼或治疗中出现眼压升高者。

参考文献

[1]王高华. 精神疾病 1000 问[M]. 武汉：湖北科学技术出版
社，2012.

[2]严俊，唐宏宇，谢斌. 中华人民共和国精神卫生法医务人员培训
教材[M]. 北京：中国法制出版社，2013.

[3]郝伟. 酒精相关障碍的诊断与和治疗指南[M]. 北京：人民卫生
出版社，2014.

[4]卢西亚. 罗莫，斯蒂芬妮. 比乌拉克. 青少年电子游戏与网络成
瘾[M]. 上海：上海社会科学院出版社，2016.

[5]赵靖平，施慎逊. 中国精神分裂症防治指南(第二版)[M]. 北
京：中华医学电子音像出版社，2015.

[6]李凌江，马辛. 中国抑郁障碍防治指南(第二版)[M]. 北京：中
华医学电子音像出版社，2015.

[7]赵靖平. 精神分裂症综合康复技术使用手册[M]. 上海：上海人
民出版社，2010.

[8]中华医学会精神病学分会、中华预防医学会精神卫生分会、中
国医师协会精神科医师分会、中国心理卫生协会、中国药物滥

用防止协会关于游戏障碍防治的专家共识(2019版)[EB/OL].

[2019-07-15][2020-08-26]. http://www. nhc. gov. cn/jkj/

s5889/201907/1844f291acff47efa0c6a565844be6fe. shtml.

[9]苏林雁. 多动症儿童的科学养育(第二版)[M]. 北京:人民卫生

出版社第二版. 2008.

[10]郑毅,刘靖. 中国注意缺陷多动障碍防治指南(第二版)[M].

北京:中华医学电子音像出版社,2015.

[11]卫生部办公厅关于印发《儿童孤独症诊疗康复指南》的通知

[EB/OL]. [2010-08-16][2020-08-26]. http://www.

china. com. cn/policy/txt/2010-08/16/content_20717451. htm

[12]2017年BAP共识指南:孤独症的药物治疗(精华版)[EB/

OL]. [2017-12-20][2020-08-26]. http://guide. medlive.

cn/guidelinesub/4449.

[13]张家康. 杨虹.《儿童孤独症症及其早期干预研究》. 吉林医学

信息. 2008. Z1期

[14]甄岳来. 孤独症儿童社会性教育指南[M]. 北京:中国妇女出

版社,2008.

[15]Russell A. Barkley 著,王思睿译. 如何养育多动症孩子[M].

北京:中国轻工业出版社,2016.

[16]赵忠新. 睡眠医学[M]. 北京:人民卫生出版社,2016.

[17]张斌. 中国失眠障碍诊断和治疗指南[M]. 北京:人民卫生出

版社,2017.

[18]杨建铭. 多睡眠多甜美[M]. 青岛:青岛出版社,2015.

[19]孙伟. 失眠疗愈[M]. 北京:世界图书出版公司,2018.

[20]王诚,姚贵中. 实用精神疾病康复手册[M]. 北京:人民军医

出版社，2015.

[21]杨剑云. 精神康复辅导工作[M]. 香港：商务印书馆，2013.

[22]王继军. 精神障碍的物理治疗[M]. 北京：人民卫生出版
社，2012.

[23]张亚林，曹玉萍. 心理咨询与心理治疗技术[M]. 北京：科学
出版社，2014.

[24]江开达. 精神病学[M]. 北京：人民卫生出版社，2013.

[25]姚树桥. 医学心理学[M]. 北京：人民卫生出版社，2013.

[26]郝伟，陆林. 精神病学(第八版)[M]. 北京：人民卫生出版
社，2018.

[27]米歇尔·赫夫纳，格奥尔·H·艾费特. 厌食症康复指南[M].
重庆：重庆大学出版社. 2013.

[28]兰迪·E·麦凯布，特勒西·L·麦克法兰，马里恩·P·奥姆
斯特德. 暴食症康复指南[M]. 重庆：重庆大学出版社. 2013.

[29]闫俊. 强迫症知识问答集[M]. 北京：北京大学出版社. 2015.

[30]布鲁斯·海曼，切莉·佩德瑞克. 强迫症—你和你家人需要知
道的[M]. 重庆：重庆大学出版社. 2014.

[31]李广智. 强迫症[M]. 北京：中国医药科技出版社. 2013.

图书在版编目（CIP）数据

漫话心理健康 / 陈琼妮，汪健健主编. —长沙：
中南大学出版社，2020.5
ISBN 978-7-5487-3835-0

Ⅰ.①漫… Ⅱ.①陈… ②汪… Ⅲ.①心理健康—普
及读物 Ⅳ.①R395.6-49

中国版本图书馆 CIP 数据核字（2019）第 253405 号

漫话心理健康
MANHUA XINLI JIANKANG

主编　陈琼妮　汪健健

□责任编辑　　陈　娜　唐天赋
□责任印制　　易红卫
□出版发行　　中南大学出版社
　　　　　　　社址：长沙市麓山南路　　　邮编：410083
　　　　　　　发行科电话：0731-88876770　传真：0731-88710482
□印　　装　　湖南省众鑫印务有限公司

□开　　本　　880 mm×1230 mm　1/32　□印张 10.5　□字数 225 千字
□互联网+图书　二维码内容　视频 60 分钟
□版　　次　　2020 年 5 月第 1 版　□ 2020 年 5 月第 1 次印刷
□书　　号　　ISBN 978-7-5487-3835-0
□定　　价　　58.00 元